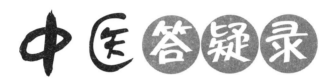

中医答疑录

王磊 著

U0200023

学苑出版社

图书在版编目（CIP）数据

中医答疑录/王磊著 . —北京：学苑出版社，2018. 10（2019. 2 重印）
ISBN 978 - 7 - 5077 - 5554 - 1

Ⅰ. ①中…　Ⅱ. ①王…　Ⅲ. ①中医学 - 问题解答　Ⅳ. ①R2 - 44
中国版本图书馆 CIP 数据核字（2018）第 208837 号

责任编辑：黄小龙
出版发行：学苑出版社
社　　　址：北京市丰台区南方庄 2 号院 1 号楼
邮政编码：100079
网　　　址：www. book001. com
电子邮箱：xueyuanpress@ 163. com
销售电话：010 - 67601101（销售部）67603091（总编室）
印　刷　厂：北京画中画印刷有限公司
开本尺寸：787 × 1092　1/16
印　　　张：17. 25
字　　　数：265 千字
版　　　次：2018 年 10 月第 1 版
印　　　次：2019 年 2 月第 2 次印刷
定　　　价：58. 00 元

写作说明

　　本书的主要内容是作者对患者和朋友长期答疑内容的整理、分类和总结，所以产生的过程是，先有对话，后有理论的总结和升华。基于这样的产生过程，本书的主要格式是：在陈述一部分中医原理之后，会通过日常对话的形式，来进一步解读相关的原理。所有的对话都来自于真实的案例，但作者对这些对话做了适当的加工。之所以选择这样的方式来陈述中医原理，是希望中医摆脱高高在上的样子，回到生活中来，尽量减少普通人的阅读障碍。

　　"空山"是本书作者，"新雨"是作者的小伙伴，也是一位医生，对答疑内容也有部分贡献，所以保留了其网名。其他参与讨论的人，不再具体写清其姓名，而是以甲乙丙丁戊等称呼代称。

　　大部分的对话基本能讲清楚一些常识，如果不能讲清楚的地方，作者在对话后有按语作为补充。

目 录

疾 病

目 录

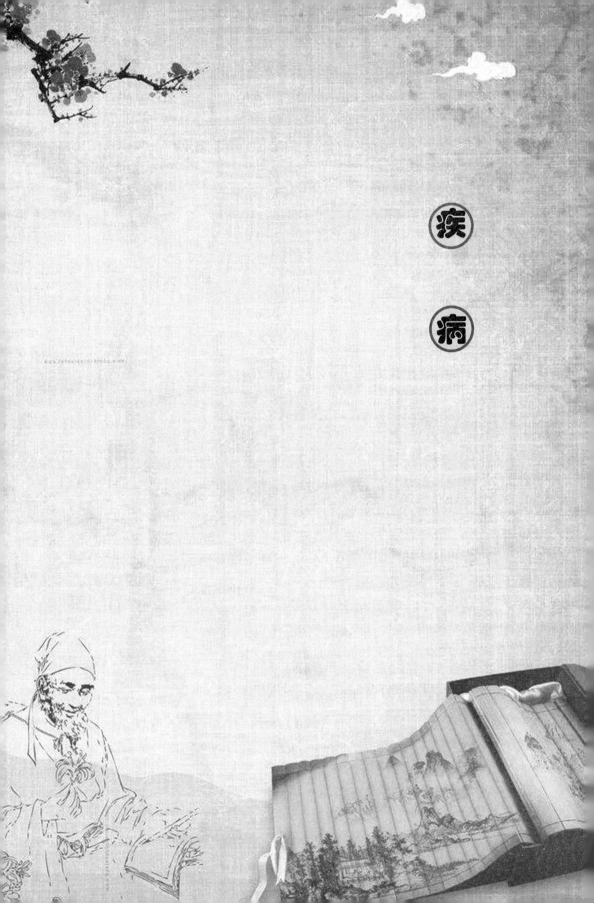

疾

病

绪言 | **说说生病**

·第一· 病而习医

缘起

我一直认为，每一个想学医的人，应该都有过惨痛的求医经历。

听父母讲我幼年时因为肺病，曾断断续续打吊针三年，想来实在可怕。说说比较近的求医经历。高三时，我的腰受伤，我一边四处求医，一边吃着止痛药，挣扎到高考完毕。拍完片子，结论是腰椎间盘突出，医院说要手术。我和大多数病人一样，天真地以为，手术完了自然就会好了，就是缺钱做手术。叔叔却和我说，不是钱的问题。他说邻村的某某，手术之后，在床上躺了五六年了，因为手术切到了腰椎神经。

这个故事让我一度绝望。绝望中我抓到了一根稻草，我又找到了相邻乡镇一个民间中医。他是家传的骨科，我去他那里治了13天，腰椎间盘突出就彻底好了，至今没有复发。我一度不敢相信这是真的。

填报大学志愿时，阴差阳错与中医失之交臂，但我却在大学图书馆中，翻遍了能找到的中医学书籍，又选修了中医课，跑到医学院去听了几年课。

入门

我工作之后，正是养生保健类书籍大行其道的时期。我因为身体不好，去了很多医院求诊，也如当年一样没有疗效。于是，我就买了很多养生书籍来看，并且亲自试验那些养生方法，略有微效。我以为中医不过如此，于是沾沾自喜。和中医药大学毕业的同学聊天时颇为自得，同学也没废话，直接快递了四大经典的讲课光盘给我，让我自己看。

四大经典的光盘最终没有全看完，只是反反复复地一直在看郝万山的《伤寒论》。就是这个课程，让我知道了自己的浅薄。痛定思痛，我找到了民间中医网，开始了学习四圣心源的道路。行者老师零散的讲课记录，让我明白了还有一个气机派学科的存在，李玉宾的临证辨象让我明白了取象这种外人看起来匪夷所思的方法。我终于有点明白中医学的博大精深。

　　我认为自己真正地跨进中医之门，是对一个问题的思考：《内经》说酸入肝，但是酸主收，肝却主生发，这不矛盾吗？苦苦思索一年多，不得其解。然后大千老师从体用角度论述的文章，分析了《内经》五味入五脏和《辅行诀》五味入五脏的差异，让我明白了两个字——体用。酸入肝体，而辛入肝用，《内经》和《辅行诀》一从体，一从用，角度不同而已。

　　体用是我中医入门第一课。

进阶

　　进阶是找到了一群水平相当，有一点临床经验的小伙伴，一起读《伤寒》。整整一年半的时间，在下班之后的咖啡厅里，反反复复地把《伤寒论》条文，一条条的讨论。这个过程无比枯燥，没什么好讲，但却应该是我最珍贵的经历。后来遇到的每一个老师，都和我讲过苦功夫和基础的重要性，而这段经历应该就是我最枯燥的基础功夫。

　　这段经历教给我的，还有两个字——坦诚。一年半的时间，没有老师指导，全靠一群接近"小白"的人头脑风暴，在网上探讨《伤寒论》，所知所得不可能会有很多。唯一的收获就是坦诚，让自己真真切切地了解到，《伤寒论》哪一条自己是明白了，明白到了哪里；哪一条是懂了一点，哪一条是完全不懂。

　　坦诚面对自己的知或者不知，我想这就是孔子所谓的"知之为知之"。

临证

　　或许是我的勤奋得到了上天的认可，或许是时来运转，之前梦寐以求的中医老师，这个时候开始陆陆续续出现在我的生活中，因为这个时候有了微博。微博上，很多活跃的老师几乎是有问必答，并且会详细分析我所遇到的问题。然后，通过微博的互动交流，和老师之间逐步建立了一些信任，最后带来了现实中真正的老师。

黄煌教授的高徒，省中医的古老师出诊的时候，我去给他抄方子，大约半年的时间。这段经历让我见到了自己的不足，同时校正了自己野路子的临床功夫，有很多不足。

一年之后又遇到了孙老师，他是家传的中医。我跟他抄方的时间也是大概半年，我学到了很多民间中医的临床功夫，尤其是望诊功夫。

这两段临床跟诊的经历，让我把之前所学的《四圣心源》《伤寒论》以及气学中医的东西，串到了一起，见到了中医临床的实效，同时却又把我带入了更大的迷惑当中，这个迷惑就是中医的流派之争。

正规教育

对于中医的流派之争，我到现在也没有搞明白，也不认同有是病用是药的和稀泥态度。但我还是想办法说服了自己：中医的流派之争，对老百姓而言是好事，因为这个流派治不好，我可以找另一个流派。如果中医也像西医一样，区医院说没得治，到了首都医院也说没得治，我想这才是老百姓最大的悲哀。

省中医一位老师告诉过我：学院派和民间派的中医不应该对立，而应该融合。你不去了解，盲目敌视，限制的只是自己。因为想明白了流派的问题，也就理解了这句话，于是报了自考，到中医学院接受了系统的中医院校教育。

自考的教育资源分配固然不是很好，但是很庆幸，在这里还是遇到了很多有水平的老师。印象比较深刻的是中药学的王老师，虽然她课上讲的是中药，但是课下讲的却是经方。她是中医学院的老师，又是江西民间中医徐老师的学生。王老师以她的实际经历告诉了我，学院派和民间派的融合，带来的是自己境界的提高和视野的开阔。

这三年的学院教育，也确实让我认识到了系统中医教育的必要性：民间中医优势在一个"精"字，而学院中医优势在一个"博"字，结合才是王道。

杂学

自考读书期间，在学校附近遇到了一位擅长五运六气的老师，开始跟他学习五运六气。这位老师认为五运六气不是迷信，而是科学；《内经》里记载的《太始天元册》也不是医学著作，而是天文学著作，记载的应该是日月五星的运行。

日月五星和地球之间相对位置的变化，自然会对地球上万物的生长化收藏产生相应的影响。比如荧惑守心，通过古人观测，大火星（心宿二）和火星荧惑星，在距离地球近的时候，都能够影响地球上火性质的事物，所以荧惑守心的时候，两颗星靠到一起，必然会同时影响地球上火性质的事物。对人身而言，火气盛则人易冲动，荧惑守心带来的则是冲动的二次方，所以荧惑守心主灾，是有一定道理的。

个人对这种用古天文解读五运六气的科学思路比较认同，于是潜心学习古天文和五运六气。

同时还遇到了另一位形意拳的老师开始学习站桩。

这位老师的很多学生对传统武术的实战比较感兴趣，很多师兄弟的搏击实战能力，让我相信形意拳是有搏击能力的。然而就我而言，既然把中医作为追求，我更感兴趣的还是传统武术里讲到的练法，也就是养生的作用。

传统武术的练法，薛颠讲最重要就是站桩。我在老师这里了解到，站桩的目的是让全身的肌肉松下来，松下来之后筋膜才能联系到一起，而这个才是传武的整劲，而不是后天的拙力。

站了几年的桩，身上的肌肉一块块慢慢的在松下来，但却始终不明白其中的道理。为了搞明白什么是筋膜和筋膜的整劲，有位中医学院的朋友推荐了一本《解剖列车》，终于明白了什么是站桩，什么是整劲，什么是传统的中医伤科。

结语

以上就是我的中医之路，在学习过程中，得益于孙老师的帮助，已经按照国家的规定，考取了医师证，取得了行医资格。

然而现在却又产生了新的困惑，这个困惑就是本书中提到的战略和战术的问题。现代的医学总是在病产生之后才去治疗，按照《内经》的理念，这是临渴掘井。而这种纠结于战术成败的理念，导致的结果就是，再多的医疗资源也不够用。

　　所以，现在的我开始思考关于中医治病的战略问题。因此我并没有花太多的时间在看病上，反而是花了更多的时间，用来告诉大家如何预防疾病。

　　这本书是这几年之中部分答疑内容的整理，虽然看起来零散，但是却都是一些行之有效的方法，希望能帮到大家来思考一下什么是人，什么是病，什么是治，然后能够从战略上来把握自己，预防疾病。

·第二· 生病

　　人首先要合化的东西，就是天地之气，合化之以生成气血。

　　《素问·生气通天论》曰："夫自古通天者，生之本，本于阴阳。天地之间，六合之内，其气九州、九窍、五脏十二节，皆通于天气。"人是天地生成的，不是独立的个体，时时刻刻在吸收外界的精气，吸收天之精气的主要方式是呼吸，吸收地之精气的主要方式是饮食，如《素问·六节藏象论》所云"天食人以五气，地食人以五味"。天地之气进入人体的形式：呼吸和饮食。一吸一呼之间，精气进来，废气出去，这个比较简单；饮食吃进来以后，主要通过六腑消化吸收，消化分解以后的水谷精微就进入血液循环（糟粕进入肠道），然后进入肺，和精气结合以后，通过循环系统供养全身，参与新陈代谢（精气转化），代谢的废物通过循环系统排出体外。是以《灵枢·五味》曰："谷气津液已行，营卫大通，乃化糟粕，以次传下……谷始入于胃，其精微者，先出于胃之两焦，以溉五脏，别出两行，营卫之道。其大气之抟而不行者，积于胸中，命曰气海，出于肺，循喉咽，故呼则出，吸则入。"代谢后的残余排出人体的方式：水液残余出口有两部分，一部分是全身的毛孔，肌肉代谢的废物主要通过这里排出，另一部分是通过肾进入膀胱，排出体外；食物残渣经过肠道的进一步吸收以后，通过直肠和肛门排出体外。

　　在人能合化这些精气的时候呢，人就不病，不能合化的时候，人就生病。《素问·阴阳应象大论》云："故天之邪气，感则害人五脏；水谷之寒热，感则害于六腑；地之湿气，感则害皮肉筋脉。"合化不合化，在精气进出之地的表现，也就是口鼻和二阴之通道是否正常。在人身体上的表现，就是形气神。

一、形气神之常

传统文化里是从形气神的角度来认识这个世界的。这个形就是我们的物质世界，物质世界之上有一个世界叫做气的世界，气的世界上面还有一个神的世界，可以理解成神识的神，也可以说思维、情感意识叫做神。

放到人身上来讲也是一样，人身也有形气神这三个层次。《素问·八正神明论》曰："请言形，形乎形，目冥冥，问其所病，索之于经，慧然在前，按之不得，不知其情，故曰形……请言神，神乎神，耳不闻，目明，心开而志先，慧然独悟，口弗能言，俱视独见，适若昏，昭然独明，若风吹云，故曰神。"《灵枢·本神》曰："故生之来谓之精，两精相搏谓之神。"《灵枢·决气》曰："上焦开发，宣五谷味，熏肤充身泽毛，若雾露之溉，是谓气。"可以这样来简单理解一下：一具尸体，它是只有形，没有气和神的；一个植物人，他是活的，他有形体他有气，但是他和正常人还是有区别的，他没有神，和他没办法发生精神上的互动；一个正常人，就是形气神兼备。那么我们就可以看到，一具尸体、一个植物人、一个正常人，就有形气神三种层次。

形气神三者的关系呢，是神统气，气化形。神统气，比如人怒的时候，气冲头顶，人喜的时候，全身松缓，惊恐的时候尿裤子，等等。神志的变化影响到人的气机的变化。《素问·举痛论》言："怒则气上，喜则气缓，悲则气消，恐则气下，寒则气收，炅则气泄，惊则气乱，劳则气耗，思则气结。"还有神凝则气聚，聚精会神地专注在某个事情上的时候，人的气血就会聚集。反过来，如果人的气血虚弱的话，就很难专注地去做某一件事，就是定力不足。

气化形。《四圣心源·形体结聚》篇言："五气皆备，形成而体具矣。"气化形，首先要有气聚，然后才能成形。人身筋脉肉皮骨，皆是五行之气结聚在一起形成的。《素问·阴阳应象大论》言"气生形"，"形不足者，温之以气"，肌肉不够丰满是因为正气不足，正气长，形体才会长，正气结实，形体才会结实。比如人在锻炼的过程中，不停地调用气血过来滋养这里的肌肉筋骨，这个部位的肌肉筋骨就会变得强壮，以支撑人的使用，

这就是气足形充。（参见运动篇）

外在之形与内在之精气神应当相称，不应过偏。《灵枢·寿夭刚柔》曰："形与气相任则寿，不相任则夭……血气经络胜形则寿，不胜形则夭。"又曰："平人而气胜形者寿；病而形肉脱，气胜形者死，形胜气者危矣。"《素问·玉机真藏论》曰："形色相得，谓之可治……形气相失，谓之难治。"

医书上面有时候精气神并用，有时候形气神并用，那么区别在于哪里？精内藏于脏腑，精之外化为形，内化为气和神。比如：形体肥胖，可以说是阴精过多，但这么说不准确，应该是阴成形过多，身上精气化形太过，过多的肥肉痰饮，无时无刻不在消耗脏腑的精气。

二、形气神之病

人合化天地之精气以成气血，气血以滋养人身。气血足则不病，气血衰则病。首先病气血不足，之后有三种化现，气血衰而不行者，病痰瘀；气血亏而神弱者，病神志；气血亏而形弱者，病形体。是以病分三种，病气血，病神志，病形体。病形体者又分二：气血衰而形体不充，气血凝结而成痰瘀。概括言之，形气神也。

病形体

人之形体，在正气足的情况下，形体结聚而化形，筋骨粗壮。那么病了会怎样？病形体者又分二：第一，气血衰则形体不充。第二，气滞不行，痰饮生成，凝结化形。

第一，气血衰而形体不充。《灵枢·本藏》言："是故血和则经脉流行，营复阴阳，筋骨劲强，关节清利矣。"治筋骨先养气血，人自己身体就一百几十斤，如果不是气血支撑住的话，身体结构不正的人，自己就把自己压垮了。曾有病人，囟门凹陷，后用升阳举陷之法，先养气血，而后囟门凹陷逐渐平复。（参见筋骨篇）

第二，邪气盛而结聚化形。邪气盛会怎么样？既然是气，当然也会化形，只不过这个气聚化形，就是另外一个方向。比如皮肤病鼓起一个包，或者把脑袋撞了鼓起一个包，或者说把脚崴了，鼓起一个包，这都是气走不动，聚在这里了，气聚化形。继续说，女性胸口气滞住了，气机不流通了，气聚化形，就乳腺增生，久而久之就纤维化，纤维瘤了。男性前列腺，长期压力大，气滞不行，气血积聚，久而久之也会纤维化，慢慢就化成形体，即前列腺钙化灶。肿瘤、结石，莫不如此。（参见气血篇化形）

病神志（参见神志篇）

脑力劳动者长期调精是用作化神用的。比如我们每天要工作，工作的时候要敲一会电脑，这个时候你要从肾里调一部分精变成神来敲电脑；忽然有个领导交代一些事，要跑一下政府，又要从肾里调一点东西来再思考怎么去政府；路上又觉得太无聊了，听点音乐，听音乐又调一点精；时不时留意微信刷刷朋友圈；开个车，看看红绿灯；家里小孩还生病，在医院怎么样呢？又调一遍。这就是耗神，调精化神。抽烟、咖啡、红牛、吸毒，都是身体在罢工的时候，仍然强行调精，所以让你很爽。《素问·八正神明论》言："血气者人之神，不可不谨养。"

病气血（参见气血篇）

气血，病在虚衰。现代人很常见的气血亏虚的第一个原因是动静失常：不动亏气，不静亏血。太懒不动耗气，晚了不睡耗血，耗神太多也耗精。第二个原因是精神内耗，比如外在的东西引起的我们心里的障碍：讨厌的东西让我们不爽，这个耗我们的精气神；喜欢的东西让我们爱不释手，也是耗我们的精气神。第三个原因就是逆天时而起居。《素问·生气通天论》："故阳气者，一日而主外，平旦人气生，日中而阳气隆，日西而阳气已虚，气门乃闭。是故暮而收拒，无扰筋骨，无见雾露，反此三时，形乃困薄。"到了晚上9点（概括而言），人就该躺下休息了。躺下休息，骨髓就开始造血，就养阴；不躺下，无形的气没法转化成有形的精气储备，就耗阴，久之，就阴虚。而到了早上5点（概括而言），人就该起床运动了，起床运动，就把身上储存的精气储备，转化成无形之气带去全身；不起床运动，储备不转化成无形之气，就耗阳，久之，就阳虚。晚上是否可以运动？晚上运动升阳气，所以阳气不归，也就是耗阴气，所以晚上不宜运动。同样的道理，早上不适合睡懒觉，而适合做运动。

痰瘀壅滞。气行则生津液，凝而不走者为痰饮。血行则为血，凝而不走者为瘀。人过四十，阴气自半，如果没有良好的运动习惯，经脉运行不畅，气血运行无力，没有足够的能力带走人身上的痰瘀水湿，人身上就容易产生痰瘀等杂质的堆积。对于现代人而言，常见的原因在于，肉食过多，而运动太少，不能消化掉多余的营养物质，储存在体内堆积成杂质。（参见气血篇化形）

病相火（参见相火篇）

虚劳病久，则有气血衰，气血衰而后升降失常，则有阳浮于上而阴弱于下。阳浮者，气有余则化火；阴弱者，气不足则生寒。此为上病热而下病寒之根源也。阳浮化火，即为相火，相火扰神，则病情志；相火扰气，则病气逆；相火伤形，则病皮毛。此为相火之根源也。

第一部分 | 气血篇

· 第一 · 概述

《灵枢·营卫生会》云："营卫者，精气也，血者，神气也，故血之与气，异名同类焉。"《灵枢·本藏》亦云："人之血气精神者，所以奉生而周于性命者也。"气血充足，在外可以养筋骨，在内可以养精气神。人之体质，用气血之多寡分类足矣。

一、气血生成

《素问·经脉别论》曰："食气入胃，散精于肝，淫气于筋。食气入胃，浊气归心，淫精于脉……饮入于胃，游溢精气，上输于脾。脾气散精，上归于肺，通调水道，下输膀胱。水精四布，五经并行。"我们吃下去的食物，是入胃的水谷：来到胃这里之后，脾阳消磨。这里的脾温度如果够的话，就可以帮助胃把食物进行分解，食物精华加上里面的水，可以把提取出来的精气通过血液循环到肺，将呼吸进来的精气和血液结合到一起，这样糅合在一起才是对人体有益的气血。

这些气血通过三焦系统进入心肝脾肺肾这五个系统。这五个系统，每个管人身的一部分。通过它们，气血就参与全身的各个器官细胞的新陈代谢，送来它们需要的养料。讲到代谢，如果全身的器官运行是处于满负荷状态，那么就是来多少用多少；如果处于半负荷状态，那就只消耗一半，储存一半，储存起来，以备将来不时之需。这个储存起来的气血，就是五脏之精。《素问·五脏别论》曰："所谓五脏者，藏精气而不泻也，故满而不能实。六腑者，传化物而不藏，故实而不能满也。"《灵枢·本脏》亦云："五脏者，所以藏精神血气魂魄者也。""人之血气精神者，所以奉生而周于性命者也。"

代谢完了之后的废物，通过我们说的三焦系统（或者说是循环系统），最后进入到肾里面，再过滤一遍，剩余的糟粕就进入输尿管，进入膀胱，进入尿道就出来了。《素问·灵兰秘典论》："肾者，作强之官，伎巧出焉。三焦者，决渎之官，水道出焉。膀胱者，州都之官，津液藏焉，气化则能出矣。"

气血就是这样在各个器官使用一番，用不了的化生成精存在五脏，再把各个器官代谢的产物通过肾和膀胱排出体外。而胃里的食物残渣继续往下走，到了小肠，到了大肠，然后从肛门出去。《素问·六节藏象论》曰："脾胃大肠小肠三焦膀胱者，仓廪之本，营之居也，名曰器，能化糟粕，转味而入出者也。"

综上，天地之气，与人相参，天地和人之间发生精气交换的形式有二：和天交换精气的主要方式是呼吸，这个是气的问题；和地交换精气的主要方式是饮食，这个主要是来养血。输入在口鼻，输出在九窍和毛孔。如《六节藏象论》所云："天食人以五气，地食人以五味。五气入鼻，藏于心肺，上使五色修明，音声能彰。五味入口，藏于肠胃，味有所藏，以养五气，气和而生，津液相成，神乃自生。"

二、气血差异

《素问·调经论》曰："五脏之道，皆出于经隧，以行血气，血气不和，百病乃变化而生，是故守经隧焉。"气血出现障碍，主要分为虚实两种，如《素问·通评虚实论》所言"邪气盛则实，精气夺则虚"，气血不足不想动，有气无力是虚为主；痰瘀过多还能动，身体特别沉重是实为主。实为主就好像背了很多东西（其实也确实是背了很多东西），下面将会展开论述。

个人气血的先天禀赋主要靠父精母血，元气化气血，本就有厚有薄，元气来自父精母血。自身的元气是补不了的，如果可以补，那就有人可以长生不死了。

人之精藏于五脏。《灵枢·本脏》中讲"五脏者，所以藏精神血气魂魄者也"，《灵枢·本神》也有类似："是故五脏主藏精者也，不可伤，伤则失守而阴虚，阴虚则无气，无气则死矣。"藏在脏腑的肾精，在身体开始生病的时候，需要一些东西去治的时候，作用就表现出来了。两个同样的人，一个极其健康，一个身体很差，就是一个精足一个精亏，两个人同时出车祸，一样的伤，精足的人就容易救回来，精亏的人就很难救回来，因为他把精气储备提前花光了，就像提前用光银行存款一样。

三、体质分类

一为气血足。《灵枢·海论》曰："气海有余者，气满胸中悗息面赤……血海有余，则常想其身大，怫然不知其所病……水谷之海有余，则腹满……髓海有余，则轻劲多力，自过其度。"气血充足的时候人会充满活力，浑身有劲，皮肤开始饱满，还有就是人想有弹跳的想法，这种状态可以说是"年轻的活力"。当人处在这种气血充足的状态下，经脉就会运行通畅，气血运行有力，可以冲开血管和经脉里面的杂质。

二为气血弱。现代人气血弱的原因上面分析了，主要就是消耗过度。《灵枢·海论》："气海不足，则气少不足以言……血海不足，亦常想其身小，狭然不知其所病……水谷之海不足，则饥不受谷食……髓海不足，则脑转耳鸣，胫痠眩冒，目无所见，懈怠安卧。"气血不足的后果就是抵抗力下降，为杂质的产生提供了机会。正气虚的人，按照四象分类法，可以分为：气多血多，气多血少，气少血多，气少血少。

三为痰瘀盛。经脉运行不畅，气血运行无力，没有足够的能力带走人身上的痰瘀水湿，人身上就容易产生痰瘀等杂质的堆积。对于现代人而言，常见的原因在于肉食过多，而运动太少，不能消化掉的多余的营养物质，储存在体内堆积成杂质。邪气盛的人，按照四象分类法，可以分为：痰多瘀多，痰多瘀少，痰少瘀多，痰少瘀少。

气血可补。《素问·八正神明论》云："故养神者，必知形之肥瘦，营卫血气之盛衰。血气者，人之神，不可不谨养。"气血需要补益，补益气血治法，汤药类以八珍汤为底；同时，人身空间有限，补益气血之正气不可不化痰瘀等邪气，化淤血之法，桂枝茯苓丸为底；化痰之法，二陈汤为底。汤药之外，亦可以借天时地利、借运动功法等补益气血，如内经所言，法于阴阳、合于术数、饮食有节、起居有常是也。

综上：气血有不及，有太过。《素问·调经论》谓之曰："气之所并为血虚，血之所并为气虚……有者为实，无者为虚，故气并则无血，血并则无气，今血与气相失，故为虚焉。"气血不及，则气血虚弱。气血太过，不收太过则吐衄便溺，收之太过则痰瘀横生。气血不足者，脾胃化生无源也，血病为主。痰饮血瘀者，气衰而不行也。血脱者，气弱不能摄也。

1. 气血不足

甲　：专注力不够，你要说我气血不足。

乙　：神不定，做梦了。梦游。

空山：我天天说，我现在治病，就是三块：气血，筋骨，情志。

丙　：全科。

空山：现代人的病，多数是假象，是这三块给累的。这三块调回来，真相才会出现。

丁　：后者占了很大比例。

空山：气血多数是耗的。

丁　：情志耗气血。

甲　：不能专注于当下的事情，也是大毛病，我说的是我自己。

空山：就像我，天天捧个手机。

丙　：那感情太丰富还不好啰。

空山：林黛玉不就哭死了？

丁　：现在社会有几个能专注的？

空山：神的问题。讲过了，神不自主。

2. 泡温泉

甲　：气血不足的人能泡温泉吗？

空山：不能。

乙　：泡会儿就晕，我试过了。

丙　：还好先问了！

空山：如果一定要泡，也是有办法的。

丙　：我能想到的……边泡边喝红糖水？

空山：错。

丁　：难怪我以前觉得泡温泉不舒服，泡个五分钟就很晕，原来是因为气血不足，学习了。

戊　：泡温泉时，如果心脏的位置感觉一股气顶着就是因为气血不足？

乙　：我从来不敢泡高过心脏的位置。

3. 血虚不润

甲　：我左右手食指总是会爆裂，好了又爆，不知道什么原因，差不多一年了。

空山：血虚不润。

甲　：生完宝宝就开始这样了，那么是多吃些什么好？

乙　：脚爆裂是不是也是一样？

空山：对。

4. 气血不足

空山：据我观察，都市女性，九成以上气血不足。所以我治病之前，通常是先调起居作息，辅助简单的药品，先补气血。气血足了以后，身体很多表现会完全改变，这时候真正的病灶才会表现出来。

空山：现代人普遍精气神耗费过度，与其开源，不如节流。

甲　：我觉得我气血真的很不足。

空山：计划搞个女科调理三部曲七部曲的，站桩是一条，睡觉是一条，饮食是一条，慢慢搞。

5. 产后出汗

甲　：产后一个月，现在还是一喝水，温水或常温下的开水，身体就马上出汗，这是怎么回事？一分钟都不到，全身都冒汗了。

乙　：产后一个月我也还在冒，现在好多了。

丙　：我以前也这样。

甲　：之前半夜虚汗，现在虚汗停了，但是一喝水马上全身冒汗还是有。

空山：产后气血大亏，收不住汗，要调的。

按　：气虚不收，血虚不润。

6. 血虚风燥

甲　：之前提到女性冬天皮肤痒是血虚风燥，但好像没对应的保健药
　　　方，我是剖腹产，伤口附近肚子痒，有没有人有这个情况？

乙　：我也是这样。用了湿疹方，也没啥效果，应该没有对症，可能
　　　还是体质问题。

空山：皮肤干痒不是湿疹，用湿疹方当然无效。血虚风燥，先补血。

7. 血虚不润

甲　：脚后跟老开裂，是什么问题呢？

空山：开裂是血虚不润，脚气是肝疏泄过度，当然也有脾湿。

8. 血虚不润

甲　：我乳头还是总被吃破，痛死了，现在喂奶都害怕。

空山：你有贫血吗？

甲　：以前有，现在不知道。

空山：对，就这个问题

甲　：那怎么办？要补血吗？

空山：血虚不润，各种问题都会出现。产后三病：冒，痉，大便难，
　　　总归气血虚而已。大便难和皲裂，本质上是一回事。

9. 皮肤干燥

甲　：按道理小孩的皮肤都应该润润的，怎么我儿子皮肤总是干干
　　　的？也要补津液？

乙　：我儿子的皮肤从小到大也是干干的，脚掌手掌干干粗粗的。

丙　：先天脾弱肺弱？

空山：血不足。

甲　：小孩…补血？感觉有点不知道如何下手。

丁　：血不足一定要补血吗？补造血功能呀。

甲　：食物转化为血的能力问题？明白了，那还是得在疏木实土的道路上努力前进。木太过，木克土，脾就不能消化食物了，食物的转化就不行了。

10. 唇炎

空山：前年我自己唇炎发作，开发了一个简单粗暴的方子，今年验证了一下，效果不错，三天就差不多了。

甲　：空山威武。

空山：我就喜欢研究这些比较折磨人，很少人治，又不是重病的病。

乙　：唇炎还挺多见的，很困扰又治不好。

空山：治标很快，治本就麻烦。我上次被困扰毛了，搞了个粗暴的方子。

按　：血虚不润，津亏不润。

11. 脱皮

甲　：想请教下，手脱皮，是怎么回事？

空山：血虚生风。

乙　：我侄女才六岁，最近手一直这样脱皮，我有段时间也会。

丙　：这么严重不看医生。

丁　：说我的手吗，当然看过了西医中医皮肤科，都看过了。

按　：有人说冬天容易皮肤干燥发枯，这个很简单，去北方看看冬天的河流就知道了，河水枯，河床都露出来了，干巴巴的。天人相应，所以人的皮肤冬天干，也是正常的，气血都藏起来了，滋润不到表皮了。

12. 气血弱

甲　：经期腰背酸痛，说明什么问题呀？

乙　：说明月子没坐好。

甲　：怀孕前也会…现在也不能为了月子没坐好再生一个。

空山：产后病，气血弱而已。

13. 眼睛不舒服

甲　：请教一下，如果眼睛经常不舒服，很疲劳，人也是，那是出来
　　　什么问题了？

乙　：手机看多了。
　　　睡眠不好，休息不够。

丙　：除了上班看电脑，都出去散步了，还睡很多，还是像游魂一
　　　样，滴眼药水都缓解不了。

丁　：我电子设备看多，睡眠不好，休息不够就会出现上述症状。

空山：肝开窍于目，肝血不足。

戊　：我是每天晚上九点半睡，六点起床，除了看一下手机，电脑，
　　　还是超级累。

丙　：肝血不足，有什么办法解决吗？

戊　：我之前吃中药调理，有点好转。

14. 拍打拉筋

甲　：请教空山，最近身边有朋友在推荐萧＊慈的拍打拉筋，不知你
　　　怎么看，真的有像他微博里说的那么神奇吗？还是更类似于你
　　　之前说的中医传销？

乙　：哪有一招吃遍天下的，早就说他拍出问题了，现在去国外了。

空山：气血足的人可以适当拍打，循序渐进，并且拍打对某个病效果特别
　　　好。气血弱的还是老老实实锻炼吧。这个和艾灸的条件一样的。

乙　：据说国外人体质很多适合拍拍拍，听说国外倒吃得开，说现在
　　　其实也是前两年听说，最近不知道什么情况。

15. 血虚不荣膝盖酸

甲　：腿的膝盖部位经常酸，而且感到发冷，可以中医调理吗？

空山：可以。

甲　：好的，人家说月子病，月子医，准备出月子了。

乙　：不要有心理负担，我当时月子也生病了，后来身体好了慢慢都能恢复，没后遗症的，你首先不要自己定位，病这种事心理因素也影响大的。

空山：群书有月子病专篇，说实话，不算难治，我治过几个了。

甲　：其实，不止这个膝盖的问题，感觉一身毛病。调理这个还可以喂奶吗？

空山：可以。生病的妈妈本身的气血就是失衡的，不喝药调理的话，必然会影响孩子。

16. 产后气虚

甲　：我是只要一来月经就要倒。

乙　：我现在出汗多，以前很少出汗，即使是热天也不会这么冒汗。

丙　：你好瘦啊，产后是不是很虚才多汗啊，我是感觉月子没做好，我是易胖体质。

乙　：我和我姐一样都是易瘦体质。

丁　：我也想胖点，有孩子后可能睡眠不够一直吃不胖，96斤。

乙　：我感觉也是虚，我4月份月子，汗不停地掉，尤其是吃饭喝热水，那汗跟洗澡一样，一天换几套衣服，吃素怎么吃胖？

空山：气虚啊。

17. 经期头痛

甲　：为啥有的人一经期就会头痛，或者腹泻，是什么问题？

空山：经期气血虚，气虚腹泻，血虚头疼。

18. 月经不调

甲　：之前例假周期是28天，生完老二提前到20天，想调理。两个孩子都是剖腹产。

乙　：那你比我同事好些，她隔一两个月就头疼一次，大多经期前后，疼厉害了就吃止疼药。我是看着有点不忍心，不过这个中医治疗必须自己相信加配合才行，别人只能引导。

空山：对的，一定要相信。

甲　：我就是经期容易腹泻。

丙　：我也是，原来是气虚。

空山：准确的说，是脾气虚，不能收摄。脾陷则泄。胃气虚，不能受纳，胃逆则吐。脾胃俱损，上吐下泄。（《灵枢·大惑论》："精气并于脾，热气留于胃，胃热则消谷，谷消故善饥。胃气逆上则胃脘寒，故不嗜食也。"）

丙　：我应该怎么调理呢？

丁　：如果经期每月总是提前一周呢，经期无肚痛，只是有下坠感。

空山：气陷则坠啊。概括而言，人身之病，大多与气血相关。人以气血为主，四十岁以前，气血不能亏，四十岁以后，痰瘀不能盛。

丙　：痰瘀？

空山：血主开，气主合。气虚收不住，经期提前并且子宫下坠。

戊　：月经提前，经期时间长也是气虚吗？

空山：简单分类可以这么说，细分就多了。

19. 鼻血

甲　：小孩午睡后起床突然流好多鼻血，是怎么回事啊

乙　：有没有吃上火的东东？我同学儿子一吃奶茶就流鼻血…

丙　：这些天在喝药，吃了几天粥包子类的，今天中午吃了点花菜，没吃其它东西

丙　：可能是他鼻子太干燥吧。出血时让他平躺了一会，就不出了。

丁　：出血怎么能平躺呢，会倒流进去的。

丙　：那怎么办？肯定不能扬头呀。

戊　：捏住鼻梁，额头大椎拍点冷水，稍微斜着，或者抬点头。

丙　：有给他额头敷了块冷毛巾。

空山：流太多就拿皮筋把同侧中指扎住，血停了就松开。频繁流鼻血可以用的方子，自己翻群书。

丙 ：两边都流，就两个中指都扎住吗？小孩长这么大第一次流。

空山：对。

丁 ：但是要特别记得松开橡皮筋，有次忘记了绑太久，都发紫了。

己 ：我小时候动不动就流鼻血，喝藕节煮的水好，流了好多年，尤其夏天。

20. 血丝

甲 ：我妹 14 个月的男娃，两个眼睛出现血丝，正常吗？除了有血丝，没发现他眼睛有异常。

空山：治呗，看看什么原因，白睛充血我都治过，三天就好了。

按 ：血不归经，就是血脱。无伤口，就成血瘀。

·第二· 动 静

运动形式大抵可以分为动静两类：气者，阳也；血者，阴也。动养阳，静养阴，动静结合，阴阳双补。动功开，静功合。《素问·生气通天论》："阴者，藏精而起亟也；阳者，卫外而为固也。"阳虚宜开，阴虚宜合。年轻宜开，年老宜合。体弱宜开而后合，体强宜合而后开。

动以生阳（开养阳）。人一动，全身的气血就翻腾起来，新陈代谢加速，这样能加速体内储存的精气的消耗，把有形的精气储备转化为无形的气，带去全身，加速体内垃圾参与的排泄。同时，随着人的运动，身体的热量增高，也就是阳气增加，所以动能生阳；热量增加，体内五脏六腑的热量也就是阳也增加，于是就同时加速五脏六腑的蠕动。这就是精气的开，开能养阳。

静以生阴（合养阴）。人一旦安静下来，新陈代谢放缓，身体的吸收多于消耗。这样人就把吸收进来的营养物质转化为有形的精气储备，这就是静养阴。比如晚上人睡觉的时候，《灵枢·口问》曰："阳气尽，阴气盛，则目瞑；阴气尽而阳气盛，则寤矣。"安静下来，脏腑就可以静静地工作，把白天吸收进来的营养物质进行转化，转化成人体需要的有形精气储备。比如骨髓晚上造血等。这样人的阴就会足。这就是合，合能养阴。

综上，动就补气，补阳；静就补血，补阴。那么人为什么要先练静功养阴呢？因为我们一天 24 小时，躺着最多也就 8 个小时，所以相对的动是相对的静的两倍，那么开就是合的两倍，久了，按说应该阳足阴虚，但是，恰恰却是阴阳两虚。该睡的时候不睡，该动的时候不动，所以就阴阳两虚。要改变，就得该动的时候动，该静的时候静。但是因为人动的时候多过静的时候，要改变，先从静开始合，把阴攒足了，动的时候，精气才有储备的来源。练功就像投资，练静功，就相当于先攒钱；练动功生阳气，相当于增值。总是要首先攒了本钱才能去投资，没有本钱投资，怎么会有增值？

1. 动养阳

戊　：练武不能废，练完头脑会更清醒，所以现在我再忙，也坚持锻炼，这是紧急且重要的事，战术上的输赢最终是为了战略服务，放弃一些东西是为了少耗。

空山：哈哈，大杆子抖起来吧。

戊　：就不能先站桩么？

甲　：抖杆子这么好玩吗？还是站桩好，省地方省装备，随时随地。

空山：不是好玩，是难，但出功夫。

甲　：站桩之后健身车送人了，我老公还负隅顽抗给自己买了套跑步衣服，感觉撑不了多久了。

空山：过段时间开男科门诊，混元桩，三体式加上抖杆子。标本兼治，尤其是办公室白领。

甲　：女人没啥事都觉得自己有事，男人有事都说自己没事。

乙　：女人比较有知觉，男人都比较迟钝。

空山：我就治那些人到中年，精力不足的。女科主要靠睡，男科主要靠运动。

2. 动养阳

甲　：积食最有效的其实还是少吃多运动，吃药的总归治标不治本。

乙　：是的，素食＋运动短期不明显，回头就知道效果好。这个做到最难。

丙　：很多人都忽略这个运动，其实出去运动晒太阳，吃多了点也没什么，重点在于运动。

空山：晒太阳，吹自然风。

丙　：因为最难都选择性忽略，我试过我儿子咳嗽，早上带出去跑一跑晒了一段时间太阳，好了。

丁　：原来风也是个重要因素啊？一般病着的孩子我就不敢，怕再次加重。

戊　：开学了，立马身体好多了，每天来来回回走四趟，手机天天播报达到运动目标，确实吃多点肉蛋也没问题。

己　：运动很重要，春节期间，天天拉娃出去跑步半个小时，吃多一点也没事。

庚　：同感，天天活蹦乱跳两三个小时。饮食也还得看得很紧。

庚　：每天上下午，每次一两个小时的量。

辛　：我娃也积食厉害，不过经过半年控制饮食和调理，现在开始加强运动，稍微没那么容易积食了。

3. 静养阴

空山：很多月经问题，是产后失养造成的，整个人血亏血枯，再加上肝郁，就算是神仙，也没办法一周治好。

空山：大体而言，见效快的病，都是六气病，气机一通，马上见效，因为血够。一旦气血枯了，三个月给你补起来的，都是高手了。最怕是血虚导致的病，还给乱用调气药风药，那很快气血就枯了，到时候就更难治了。

空山：为啥说静养很重要，就是因为，静养阴。不养，哪里来阴？

甲　：静养是指心静还是体力上也要静？不要加班什么的？

空山：单缺一个，吃点药就好了。两个都缺，运动静养，就得有人指导了。

乙　：加班费神费脑，而且电子设备这些也尽量不要用，耗神，对吧？不能说我就呆家里啊看看电视看看电脑手机什么的，那也不叫静养。

4. 阴阳进补

甲　：阴指的是人体液体吗？津液。

乙　：那滋阴过度是否会造成痰湿？

丙　：能为人体所吸收利用的为津液，痰湿是不能为人体吸收的死水。

空山：归经为阴液，离经为痰湿；归经为血，离经为瘀；归经为气，离经为郁。

　　　阴阳永远是相对的，不是固定的。在这个语境是对的，换个语境就不一定了。有无相生，难易相成，长短相形，高下相倾。就是说，永远是相对的。

戊　：在天为阳，在地为阴，正为阳，背为阴，阴阳之中又有阴阳。

丁　：阴阳，不是一个阴，一个阳，也并非静态，阴阳必须相交。孤阳不生，独阴不长，相交才有万物。太极阴阳鱼图，是一个动态图，太极里面，阴阳互换生生不息。所以周易里面说，天地氤氲，万物化醇；男女构精，万物化生。

丁　：比如你晚上必须睡觉，不然几天人就挂了。晚上没睡够，白天又用多了，那就是本源要伤了。

丁　：人有先天之阴阳，来自于肾；亦有后天之阴阳，来自于五谷。营养学的弊病在于将食物分析成化学方程式，而不去考虑食物整体的阴阳属性。如果身体阴虚，睡觉是顺先天之道，而通过吃适当的食物补阴是顺后天之道。两者兼顾，不可偏执。

· 第三 · 　化形

《素问·阴阳应象大论》："阳化气，阴成形"，张景岳注："阳动而散，故化气，阴静而凝，故成形。化形者，气血痰瘀结聚而化形也。首先气郁，气郁而后积聚，积聚而后化形"。眼睛息肉，白内障都是如此。《灵枢·百病始生篇》云："积之始生，得寒乃生，厥乃成积也"，此之谓也。

21. 痰瘀生成

空山：人四十岁以后，痰瘀不能盛。女科，经带胎产，以血为主。人身之气血，行则为津液，凝而不走者为痰饮。行则为血，凝而不走者为瘀。

甲　：指体内的气血痰瘀？

空山：是的。女性身上有包块的，气血通了，包块自己会消。气血不通，就会慢慢变大。变大变小，取决于你自己。身上有包块，是因为心里放了很多不必要的东西。心里装的东西越多，身上装的东西越多。心里放下越多，身上放下越多。

22. 山楂化瘀血？

空山：陈皮山楂去不了瘀血，反而会让你的胃搞坏了。

甲　：我也觉得不太可能，那么酸。

乙　：上次我爸从他朋友那里拿了一个方子，他朋友说吃山楂加某个什么东西，把大肠内的宿便都排出来了。我爸本来胃酸就多，不听我劝，喝了一个星期，非但没有排出宿便，胃还不舒服了。

空山：现身说法，西医思维治病，结果就是如此。比如多吃某某防癌之类，你要多吃，就得另外一种病了。只见树木，不见森林的结果。

23. 瘀血

空山：那个舌底静脉图我怎么觉得是脑梗塞呢。

戊　：说轻了呗，子宫肌瘤，问题是要有子宫呀。

甲　：我也觉得。

乙　：那请问这个是什么状况啊？之前都没有留意过舌底静脉。

丙　：我大姨是很早被切除了子宫，自己本身是妇产科主任。西医思维，又是家里老大，整个家族带向西医治疗方向，我算是家族中的另类了。

丁　：昨晚自查一下，觉得我舌下的静脉也比较明显喔～那咋办？但是我每年体检都没发现肌瘤了，要再去复查吗？

空山：不必，改天开个专场，把瘀血病人来个中医大体检，改天再来个痰饮大体检。

丁　：瘀血是不是我们太少运动所致？

空山：气血补起来，痰瘀排出去，锻炼不间断，还生什么病？

24. 斑

空山：黄褐斑、老年斑，全是因为生气，以及经期着凉。想要祛斑吗？首先做到不生气。

甲　：经期着凉也会长斑？

空山：斑有血斑，有气斑，血斑有形，气斑无形。气血不可分，斑成亦难分，总归调气血可也。

甲　：我的斑大部分是怀孕的时候长的。

乙　：原来中医还可以美容哒。

25. 高血压

甲　：我们老家有种说法，说血稠的的人可以喝香芹水……你觉得有科学性存在吗？

乙　：家里两个妈妈最近都受高血压的困扰，真是焦心啊。

空山：对付三高基本的要求就是基本素食。现在的老年人，年轻时候没吃过肉，胃就基本没消化过肉，然后过了40岁，突然就能吃肉了，结果就吃成三高。

按　：《灵枢·卫气失常》云："膏者，多气，多气者热，热者耐寒。肉者，多血则充形，充形则平。脂者，其血清，气滑少，故不能大。此别于众人者也。"三高多数是血瘀不行，减少肉食摄入可以缓解痰瘀。

26. 甲状腺结节

甲　：今天体检有甲状腺结节0.4×0.6，可以吃中药调理解决吗？

乙　：你的比我小多了。

甲　：你也有？你调节情绪能力比我强啊。

乙　：只能证明我更身心疲惫。

甲　：我认识的几个人结节比较大，动刀了。

乙　：我坚持不手术。

甲　：有吃中药调理的吧，还是得重视。

乙　：在家里可以控制住，外出吃饭就没办法了。

27. 扁平疣

甲　：如果大人的手指上长了个类似指疣的东西，一小点不大，有痛感，西医说是什么病毒感染，要切除，那从中医来说能否通过外洗就治好的？

乙　：那种外洗可能无法解决。

空山：化形了。

甲　：现在在右手食指中指，去年在右脚趾和中趾中间的底已长过一次，切了。

按　：扁平疣可以用直接灸，一般一次就好，只是比较痛苦。

28. 胆结石

甲　：三年前体检就有胆结石了，当时邮电医院的医生说不用管，我就没管，忘记多大了。

乙　：胆结石能治？

丙　：我还在吃药，没吃完但是寒凉的感觉好多了。

乙　：是每次医生说不用管，所以我也没管了。

丁　：还小他就说不用管，等大了就叫你动手术。

戊　：我今年检查出肾结石，也是说不大不疼不用管。

甲　：我不仅有胆结石，还有卵巢囊肿，生娃的时候医生顺手给我切了。

29. 肾结石

甲　：空山气聚化形，肾结石是不是也是由这而起，和骨刺的原理差不多？

空山：肾结石、胆结石都是。往细了说，是相火煎熬肾水成肾结石，相火煎熬胆汁成胆结石。

乙　：用利石素之类的把石头排出去，对身体伤害大不？

甲　：听着就跟环境加食物有关。所以这玩意很明显要从生活习惯入手。

甲　：对的。西医就只是说血液中草酸钙结晶。

空山：对的。凡事较真的人容易气滞化形，经常熬夜的人容易生相火。肾结石除了生活习惯外，和水质也有关系。肾结石掉进输尿管会肾绞痛，划破输尿管还会尿血。那个痛，杜冷丁都没用。并且这个病很有意思，好多不同地点的人，容易集中发病。最好还是改改生活习惯，提前化了，不要等到突然掉出来。

30. 肾结石

甲　：肾结石最初的表现就是腹痛，我老公就是这样，我们在医院碰到个老外，也是肾结石，但他一开始的疼痛就是肠胃觉得痛，他以为自己在中国食物中毒了。

乙　：那时候我告诉你我胆结石疼，但是疼在胃的胃的位置。

空山：你老公后来好了没？

甲　：好了。碰到个有良心的急诊医生，推荐他去一个肯做体外震石的医院，体外碎石排出来的。第一次做激光碎石，住院三天，花了一两万。最后放在里面的导管还松了，掉到膀胱，受第二次罪，再进医院把导管拿出来。这个体外碎石的技术远远早于激光碎石。已经有三四十年的临床历史。但是便宜，没钱赚。所以医院都不做。

丁　：好像我们这边还是体外碎石多啊。但是也是不治本。

空山：对，都不治本。

丁　：之前有个朋友的老公，体外碎石两次，结果卡在下面痛得无以复加，后来她带着去看中医用了针灸，然后就不痛了，后来再去查也没有了。

甲 ：在上海，我要找到这样的医生，怕是要有超高人品了。

戊 ：泌尿系统和消化系统位置有差别的。

空山：里面有很多连接，人体比我们的认知要复杂。

甲 ：肾结石并不是肾疼，是结石掉到尿道，尖锐的部分刮到尿道壁，引起的剧痛。如果在肾里，其实是不会痛的。

戊 ：嗯，是我按图说话了。

丁 ：但是应该会腰酸，在后背肾的位置。

甲 ：会的。一开始是腹痛，忍受一个晚上后会感觉转移到后背了，才发现还是肾结石发作。我老公第二次发作就是这种感觉。

31. 腺样体肥大

空山：腺样体肥大。

甲 ：同学的女儿已经直接切除了。

乙 ：怎样辨别是否伤到鼻甲？我小孩也是因为鼻腺样体肿大，做了消融手术。只能说自己太无知，有啥补救措施？

空山：我还在研究。

甲 ：那现在有什么症状？

乙 ：经常有鼻屎，稍着凉有鼻涕。

丙 ：有个三甲医院的医生朋友说只要不影响呼吸就不用管，不过也真有一个去手术矫正的，好像就是拿掉一点骨头。

32. 腺样体肥大

甲 ：我女儿有鼻窦炎腺体肥大，这几天有些鼻塞鼻子有鼻涕又流不出来，起床后就咳几声有痰的那种，可以用生姜甘草陈皮这个方吗？

空山：可以用几天，有效，但收不了尾。收尾要看医生。

甲 ：好的，多谢空山。

戊 ：关键是你要治腺样体还是鼻涕呀。

甲 ：腺样体感觉治不彻底啊，之前治过好长一段时间好了，然后今年十月份一转季节又开始了。

戊 ：可以呀，寒化形了，调开就行了。

33. 腺样体

甲 ：腺样体肥大是要去检查才能查出来吗？

戊 ：要，起码要有原理方向。

空山：蘑菇论读一百遍。

戊 ：也是蘑菇论吗？不是河底淤塞吗？

乙 ：一个小孩睡觉打鼾，去做了腺样体消融。想请教腺样体肥大该怎么控制？我是反对手术的。

空山：上次说了空鼻症，别闲的没事切自己。自虐不是这么玩的。

丙 ：那打鼾严重的人中医有办法治不？

空山：现代医学的每一次进步，都给中医带来了大量的患者。

34. 腺样体肥大

甲 ：我听到几个朋友说到孩子鼻腺样体肿大。

乙 ：我家女儿也腺样体肥大三分之二，但没动手术，控制好感冒，问题不是很大，会变好的！

丙 ：小孩子多大了啊？

乙 ：三分之二是手术的临界，可以不用动的，只要影响不到睡觉饮食。

丁 ：貌似这样情况的特别多。

乙 ：我觉得积食很容易造成腺样体肥大的，我家的就是一个例子，那时候不懂，肠子都悔青了。

戊 ：这个病蛮辛苦的，我朋友女儿三岁多，非常配合针灸，可能觉得这个病辛苦。她好像开始是87%，后来降到三分之二以下了。

己 ：之前我同事家的女儿，直接手术了。

乙 ：手术好像会有很大副作用，干鼻症啥的。

空山：腺样体肥大，想想前列腺为什么肥大吧，道理是一样的。气滞则聚，气聚化形。

乙　：那孩子的腺样体肥大主要是哪里的气给聚了？

空山：哪里化形哪里就聚了呗。就好像河流堵住了一样，就成了小水库，水库不就是瘤子吗？怎么治呢？挖几条小河疏导开就好了。

甲　：就是经常有鼻涕，刺激到腺体样。

空山：这不就找到了？

丙　：有寒，寒则滞，先是气滞，量变到质变，腺样体肥大？

空山：气聚化形啊，站桩腰上长肉，不也是这个道理吗？

丙　：好像肌瘤一样，割了，寒没调开，气在，就会还长。

空山：对，就像是大坝放了水一样，大坝还在，蓄水就很快。

35. 骨刺

空山：骨刺绝大多数是代偿性的存在。所谓增生，中医讲是气聚化形。气聚其实就是气滞，你得看看这里为什么气滞。可能是骨头错位，筋不顺，或者是这里原来受过伤，或者是衰老所致，或者是脏腑虚损。综之，病从何来，则从何去。治愈之后，练功为上。

甲　：练啥功啊？

空山：站桩呗。

36. 骨质增生

甲　：空山骨质增生是啥原因引起的。

空山：大体而言，增生肿块等等，都是气滞化形。骨质增生，是气滞，气滞的原因，一是气血不通，二是长期劳损。腺样体肥大也是如此。

37. 乳腺增生

甲　：乳腺增生能吃药治疗？哺乳期能治吗？

空山：可以，哺乳完吧，哺乳期束手束脚，见效不快。

乙　：乳腺是不是和肝经淤堵关系很大？

丙　：徐文兵不是说和心包有关？

甲　：刮肩胛骨缝可以治疗增生。

空山：对，心包只是一个侧面。

甲　：所以情愿气别人，也别气自己。

丙　：女人一定不能肝郁。

空山：人身按照五行分为五个系统，其中木系统，肝胆有表里联系，肝和心包有同名厥阴的联系。根源都在肝，心包和胆，都是表象。肝主一身之生机，肝气滞，生机衰。

38. 乳腺纤维瘤

甲　：大家有没有得乳腺纤维瘤的？是不是除了手术没有办法消了？

空山：不用，用中药可以根除，手术也只是治标。

甲　：我也知道手术不治根，请教有什么外治的方法没呢？

空山：外治方法有，但是病是从内得的，最好从内去根，原因不必讲，常识，从哪里来，从哪里去。从心来，从心去。

甲　：怎么从心去呢？我都没有想过它，可还是变大了。

空山：莫生气，让他自然地来，让他悄然地去。站桩打坐修心，心魔去掉，嫌去得慢可以吃中药。

戊　：吃中药吧。

甲　：都有吃中药，但不是针对这个，没想到还是大了，确实有生气过。

空山：生气，着凉，生气时着凉，经期生气，最容易诱发这些。

39. 麦粒肿

甲　：今天发现我眼睛上的麦粒肿出现脓点了，心里好纠结，去医院的话无非就是挨一刀把脓给排出来，不去的话又担心自己破溃会不会感染啥的，真是心里没底。

乙　：蒲公英桑叶水洗洗呀。

空山：群书看的不错。之前分享的很多办法，有心人自己都收藏了。

丙　：小时候麦粒肿，看武侠书看多了，早上去采草莓叶子的露水洗眼睛，居然好了。

丁　：以前可行的，现在的草莓农药多，估计辣眼睛的多。

40. 麦粒肿

甲　：麦粒肿中医有什么好办法没有？

乙　：小时候长麦粒肿，奶奶拿红线绑中指根部，几天就好了。

空山：耳尖放一两滴血，一般一天就好。

甲　：如果自己不能在家放血的话，可以去医院放血吗？这个是要挂哪个科？

空山：去医院就要手术了。

甲　：家人都不敢给我弄。

丙　：放血用采血针，跟血糖仪用的针一样。

41. 麦粒肿反馈

甲　：给大家反馈下麦粒肿放血后的效果，最明显的就是眼眶没那么红了。初二眼睛不舒服，有异物感，第二天有点肿了，在医院开了两支眼药，点了四天肿的还更大了。又去眼科医院复诊，两个方案：要么继续点眼药，要么手术。于是彻底死心，还是用中医的方法来处理。

乙　：有时候不要太相信西医。

甲　：药店没有三棱针或者取血针卖，只能用缝衣针，我婆婆说出的血比较少，如果用专用针，可能效果会更好。

丙　：耳尖放血前要先搓红耳朵，扎完还要稍微挤一下，这样出的血会多些。

甲　：搓了，缝衣针太细了，刺破的面积比较小。我昨天找到了一个好工具，就是挑痘痘的针，我发现那个更合适。

丁　：具体部位在哪里啊？

甲　：耳朵对折，最高的那个地方

甲　：还有一个疑问，到底是扎对侧耳尖还是两个耳尖都扎？我是两

个耳尖扎了，后来又发现有的地方说是扎对侧耳朵

丙　：个人经验：扎对侧耳尖（有红点的扎红点，没有就扎最高处，其实扎多一下也无所谓）。关键是要清淡饮食，调理脾胃。

空山：治晚了。麦粒肿初起放血速效。

戊　：麦粒肿我也试过，不管它，清淡饮食一个月就没了。

42. 麦粒肿

甲　：十五个月的宝宝，麦粒肿，左眼上眼皮明显红肿。我煮桑叶冰糖三豆饮可以吧？两只眼睛一大一小了，上海这两天一下子转暖，我觉得是上火了大概。

空山：试试吧，桑叶煮水外洗。

乙　：可以先试试，还有一招，在孩子的大拇指甲上用小刀刻个十字，纵横方向都要从头刻到尾，贯穿整个指甲，深度不用太深，不用刻出血，刻出明显的痕迹就行。

空山：割这个不如耳尖放血或者背上刮痧。

乙　：这招麦粒肿初起时特别有效。

甲　：好的，指甲这个我等他睡午觉试试，外洗的水也煮了。

乙　：左右手都刻，麦粒肿初起效果杠杠的，严重了或者霰粒肿得放血刮痧，冰糖三豆桑叶饮可以喝。

丙　：上次我同学儿子霰粒肿好像要被医生叫去手术了。

续

甲　：今天洗了三次蒲公英桑叶水已经消肿好多了！洗了两次就翻出双眼皮了。三豆桑叶水也喝了不少。

空山：不错。

甲　：今天第四天，宝宝眼皮基本不肿了，就是煮水外洗加三豆桑叶水内服。谢谢大家鼓励还是空山的经验给的信心，坚持没用金霉素眼药膏。

按　：麦粒肿根源在脾胃，上眼皮为胃，下眼皮为脾。

43. 麦粒肿

甲　：请问一下眼睛这个情况靠中医调理可以吗？孩子不肯滴眼药水。谢谢。

空山：脾的问题。

甲　：原来没那么严重，我以为霰粒肿，后来越来越大还按压痛，应该是麦粒肿了，这么严重要面诊吧？

乙　：我前两个月试过，也这么大，后来饮食节制一下就恢复了。

甲　：孩子胃口一向都一般，吃得不多，有段时间虚汗很多，然后就眼睛出问题了。

乙　：所以空山说是脾的问题。

44. 麦粒肿

甲　：我娃是麦粒肿，上眼皮，到医院去医生打了小麻醉，然后做了个小手术，也不知道怎么感染的，那段时间总是揉眼睛发现娃的眼皮又红又肿。

乙　：我一直不敢去手术，长了快一年了还在那里。

甲　：之前是左眼，然后前天我发现右眼又红肿了，真是郁闷了，每次出去溜达回来都给娃洗手的，也不知道怎么搞的会红肿。

丙　：你说的外因是西医说的，中医上和洗手无关，如果不是相熟医生，这种小手术一定会要你全麻，我家的当时就是靠忍，也没有缝针。

丁　：小孩能忍？

甲　：是啊，我娃哭个撕心裂肺，要三个大人按住。

空山：平时多调理一下，不要临时抱佛脚，没意思的。大家还是要回归常识，不锻炼会病的，身体差会容易生病，太劳累也会容易生病，世界没有神话，一切都是常识。

戊　：没错，即使手术后还是要多注意调理。

己　：很多小孩眼睛都在这个那个肿的，我认识的都三四个了。有一个两岁时候做过一次手术，两岁半又做过一次手术，又一个做过三次手术，结果还是复发。

第二部分 筋骨篇

气血润筋，则松缓有度。"肝主身之筋膜"（《素问·痿论》），人身上的筋是肝主管的，《灵枢·本藏》谓："经脉者，所以行血气而营阴阳，濡筋骨，利关节者也……是故血和，则经脉流行，营复阴阳，筋骨劲强，关节清利矣。"筋里面气血充足，就会非常有弹性，就像新鲜的牛筋是很有弹性的，咬一咬是很软的，但是晒干之后，就没有弹性了。因此，骨架歪斜之主要原因，是气血不足或者气血分布不均匀。《灵枢·五色》曰："肝合筋，肾合骨。"筋骨者，肝肾也。《灵枢·经脉》曰："足厥阴气绝则筋绝，厥阴者肝脉也，肝者筋之合也，筋者聚于阴气，而脉络于舌本也，故脉弗荣则筋急。"

气血亏虚之人，筋弛骨纵。筋没劲了，骨头也不结实了，就束不住骨头，就好像扎架子的绳子松了，架子就不结实。放在大关节，就容易脱臼，放在小关节，就容易错位。那些动不动就小关节错位的，多半是筋松了。

·第一· 综述

一、筋以束骨，骨正筋柔

人身上的骨头就是个架子，一旦定了形，除非骨折，一般外形就不太容易变了（但是骨头的疏密程度会变）。那么我们看到的骨头变形是怎么回事？一般都是筋变形。比如现代人很常见颈椎病，长期低头看手机，伸脖子看电脑，枕头脖子悬空，脖子两边的筋长期紧绷，气就散了，变得无力，束不住七块颈椎，于是颈椎就容易错位。又比如腰椎变直。腰变直的表现是腰部椎骨膨出，导致腰部生理弯曲逐渐消失。而其原因却往往是腰椎两侧之大筋，过度紧张而收缩拘急，把骨头拉歪了不能复原。

治本之法。归经为筋，离经为出槽。归位为骨，离位为错缝。调筋骨之法，手法复位理筋，汤药调理肝肾筋骨病，大抵可以参考这个理解。显然仅仅把腰椎正回来是不够的，要从筋上下功夫。筋的气足了，松缓有度，才可以治本。而筋的气要想足：第一是要通道通畅。这时候，就有个骨头的反作用，就是骨头要正，骨头正了，气血运行的通道通畅，筋就有可能得到足够的滋养，就具备了基础条件；第二就是要增加筋的运用。通过站桩或者静坐或者练拳，配合腹式呼吸，让气血带来的精气在筋化形，则筋的体用皆能。

静练脏腑。气血充足，《灵枢·本藏》："人之血气精神者，所以奉生而周于性命者也。"筋骨不耗，气血自然充养脏腑。《灵枢·决气》："谷入气满，淖泽注于骨，骨属屈伸，泄泽补益脑髓，皮肤润泽，是谓液。"是以静功养脏腑，脏腑气血足，精气神自生。

二、筋骨和空间

《灵枢·本藏》有相关论述："人之血气精神者，所以奉生而周于性命者也。经脉者，所以行血气而营阴阳，濡筋骨，利关节者也……是故血和，则经脉流行，营复阴阳，筋骨劲强，关节清利矣。"《灵枢·决气》亦云："液脱者，骨属屈伸不利。"治筋骨先养气血，人自己身体就一百几十斤，如果不是气血支撑住的话，身体结构不正的人，自己就把自己压垮了。如果用大气压强来解释，体内气压弱了，身体内外就会有气压差，这样人体就会被那个差给压住了，就会感觉到身体重。

特定空间内，压力大了人就疼痛。筋骨修复，主要修复的是人体内的空间。而空间是通过筋骨肌肉韧带的正确位置和气血的充盈来实现的。所以，单纯复位，治标而已。《灵枢·五癃津液别》有言："五谷之精液和合而为膏者，内渗入于骨空，补益脑髓，而下流于阴股。阴阳不和，则使液溢而下流于阴，髓液皆减而下，下过度则虚，虚故腰背痛而胫酸。"恢复空间，补益气血以填充之，可以恢复。

内科医生，会开方子的一大堆，能治病的没几个，正骨也是一样。骨头正回去并不难，能把骨头错位的力卸掉，才是真高手。筋骨空间错位，当然要调，但不是动骨头。有的时候，直接下手去治病，其实往往难见成效。反过来，理顺筋骨脏腑关系，旁敲侧击，却往往会起到事半功倍的效果。所谓以正合，以奇胜是也。

《灵枢·本藏》曰："五脏者，因有小大高下坚脆端正偏倾者，六腑亦有小大长短厚薄结直缓急。"在内则脏腑不平衡，在外则筋骨不平衡。不平衡是压力所致，压力是空间变化所产生。泄压力而恢复空间，是调内外之根本。人身无非一气，气滞必然化形，把气疏导开，才是治病求本。针灸推拿，主要是以调节气血压力为主，这就是所谓的调气机。《灵枢·胀论》中有"补虚泻实，神归其室，久塞其空，谓之良工"，补泻，虚者补，实者泻，都是调整压力。

45. 筋骨气血

甲　：筋骨的气血怎么养？

空山：吃药，运动。

乙　：先把筋骨的气血养起来，再站站桩，把脏腑的气血养起来。人就平和了。

丙　：我发现我好像气血不足蛮严重了，这次来月经突然量变的很少，颜色也暗了是不是已经不足很严重？

甲　：站桩是养脏腑气血的吧？

空山：治病三条，先补气血，调筋骨，养情志。饮食起居运动做好了，再调完这三个，九成病人可以收尾了。

46. 筋骨

甲　：怎么看孩子筋骨？不会看。

乙　：怀孕严重耻骨分离，生后也没管。

空山：我还在研究呢，研究好了，告诉大家。

丙　：我两胎都耻骨分离啊，第二胎甚至四个月就开始耻骨分离，医生当时说缺钙。

乙　：我是突然开始腿动不了，非常痛。躺在床上一动不能动两个多星期。

丁 ：是子宫倾斜角度较大引起的后果，子宫中后期羊水增加，导致骨盆一边受力剧增。这就是上图盆骨倾斜的后果。

乙 ：感觉自己哪哪都歪了。之前说脊椎歪，原来盆骨也歪。担心儿子也有问题。

戊 ：大部分人都会有一点骨盆歪，所以道家的行走坐卧是不传之密。

空山：大人就算啦，孩子生下来好好调调，避免大了很多问题。我说算啦，不是说不治，只是说难治。举例来说，脏腑之气中正平和，能实现吗？很难。几乎没有这样的人。

空山：真正筋柔骨正的人存在吗？也是几乎没有，保持个相对的稳定和平衡就差不多啦。身体底子不行，调好了还是会回来，不好好锻炼，调不调意义不大的。所以，没有正确锻炼的大人们，还是算了吧。

宝 ：我朋友圈里有个宋大夫能徒手正脊和骨盆。

空山：这样水平的医生，我知道的有几十个。但是真高手，就一两个。就像内科医生，会开方子的，一大堆；能治病的，没几个。

按 ：骨头正回去并不难，能把骨头错位的力卸掉，才是真高手。人身无非一气，气滞必然化形。把气疏导开，才是治病求本。

47. 筋骨

甲 ：刚意识到我家女儿好像也有点内八，走路多了晚上也说脚疼。现在六岁，还有办法矫正吗？

空山：六岁可以调。往后有机会，从筋骨，气血，情志，运动量，几个方面给大家做综合评估吧。都是相互影响，动态平衡的。

乙 ：自己慢慢调和一下，做了一年瑜伽，感觉状态不错。后来忙放弃了，所以锻炼和调理需要相配合与坚持。

甲 ：请问是中药调理还是康复训练？

空山：很复杂，留意吧。

丙 ：我小时候非常严重的内八，大约两三年级，自己意识到自己走路不好看，自己上学每天盯着脚走路上学，两个礼拜改过来，没有完全好，但是改成轻微的内八了，就是留下个看地走路的毛病。

48. 骨科

空山：如果不是大出血的外创，中医骨科不比西医差，我们能见到的医院骨科，都是边缘小角色。高手眼中，人真就是一块块的脆骨，这次真的是见识了。

空山：到了真正高手，和内科一样，都是极少数人能掌握，我认识这个，每代只传一人。

戊　：为什么只传一人呢？万一这个传人意外死了怎么办？不就失传了？

空山：不过我还是知道了中医骨科的心法，至少两条，剩下的，就是术了。第一条不讲。第二是摸法占八成，第二条就把徒弟给删掉一大部分。光有力不行，还得手指敏感，光敏感不行，还得有力。术法能传下来就行了，心法，有心人自然能得到。

戊　：最好的骨科医生最早的时候是武师出身吧，毕竟用的最多的就是在打斗中受伤的。

空山：正骨流派很多，简单分有官方，有民间，官方以清宫上驷院传承为主，现在也是主流；民间有戏班武行乡间，武行又分少林武当刚柔两派；佛山的正骨很多，基本都是武行转过来的。广州龙氏，河南郭氏，北京罗氏算是乡间派的代表。

戊　：清宫上驷院是学院派的正骨术吗？

空山：对，但是没得心法，没练功夫。多数是刘寿山那一派传下来的。

戊　：民间戏班武行是有功夫才能正骨，是不是要从小练呢？还是半路出家也可以？

空山：学汤药的，都是高手，没有低手吗？正骨也一样，大路货比比皆是，不信去医院看看。

49. 正骨

甲 ： 我们认识一个正骨中医，在西医标准治疗手法开刀，打钉镶钢板的要求下，他就是用他的双手，几条木棍，加外敷的药膏把我妈的腰椎间盘突出，还有断掉的肩膀治好。

空山：这已经算是高手了，但这属于接骨，不属于捏骨。两派来的。

甲 ： 去正规医院，都是吊水消炎，签各种免责协议上台开刀，之后就不管结果推你出院。我妈那晚摔断肩膀，我们只是去正骨医院拍个片，给这个老医生看，他一句话，信我就过来治，只有关键的 2 小时。这些医生都是隐藏很深，不随便接诊。

空山：没办法的事，外伤接骨，这个不多说。属于急病，内伤劳损导致的肩歪骨斜，现在是比比皆是。

乙 ： 腰椎间盘突出治好了？

空山：缓解不难，复位就好，治本最难。不是骨科医生自己可以搞定的。

甲 ： 对！治本难！我妈偶而还有脚麻，但是跟当时在医院痛得死去活来，嘈着要做手术来说，已经好太多了。

乙 ： 这样也很好了，我妈也是经常腰不舒服的。

丙 ： 我爸那时腰椎间盘突出压到脚痛到走不到路，西医也说要手术开刀，后来正骨 1 个月，可以走了。

乙 ： 西医就是喜欢动不动开刀，没打听到好的医生，看了很多，都没什么特别大的作用。

空山：不是那么简单，腰椎有极深层次的东西在里面。你完全按这个医生要求去做，也没法完全恢复。

戊 ： 骨是髓的问题，髓是肾的问题，正完之后要补肾吧？

空山：骨质疏松自然是这个原因，骨头错位呢？
　　　　是筋的原因，筋以束骨。但是，神气形三个层次，每个层次都很难彻底互相取代。

50. 练筋骨

戊 ： 练筋还是要三体式吗？光站桩没用吗？

空山：不光练啊，也得调筋骨啊，混元桩会站也行。

戊　：用汤药柔筋？

空山：治筋这么容易吗？喝汤就能搞定？

戊　：练筋调筋是一回事吗？怎么练？怎么调？

辛　：我觉得，圈内讲筋柔骨正的，是因为不懂骨头。我现在发现，骨正筋柔才是王道。

空山：一先天一后天，不可偏废，总要因天地人制宜。

戊　：前后顺序有什么不同？骨正了是框架，然后筋柔是束带？框架不正，束带就是拉住而已，框架正了，束带松紧得宜才行？

空山：总要因天地人制宜，就在这句话里了。有的人，先柔筋再正骨。有的人，先正骨再柔筋。但是，永远记得，高手哪怕西医，也是像金字塔的，塔尖上就那么几位，多了容不下。

戊　：怎么能找到金字塔上的那几个人呢？

空山：提升自己，到了接近塔尖的地方，就见到了。

·第二· 脊柱

51. 颈椎错位

甲　：小孩上学了几周，突然上周做作业经常扭脖子，应该是脖子痛，又没精神有感冒的症状，给了一次葛根汤。精神好了，但是脖子还是经常扭来扭去有点痛，应该还给葛根汤吗？

乙　：按揉肩颈脖子那一块，然后改正写字姿势。

甲　：很奇怪，上课不是一天两天了，突然脖子痛，我开始还想是不是感冒给了葛根汤呢，不过也只是两个喷嚏而已就没什么感冒症状了，反而脖子一直没好。

按　：后经确诊，颈椎错位。

52. 颈椎和偏头痛

空山：女性偏头疼，多数都是颈椎第一节导致的。

甲　：经常感到眩晕也是颈椎问题吗？

空山：有的是，有的不是，头部血管经过颈椎孔，错位会影响头部供血，但这只是原因之一。

甲　：我感觉自己颈椎好点的时候就没有那么容易晕，所以心里老想着是不是这个问题。

空山：都市白领如果说九成九有颈椎病的话，那估计是少数了0.1成。

按　：女性颈椎错位偏头痛，纠正后基本可以当场缓解。

53. 颈椎和头痛

甲　：我姐姐常年头疼头晕，最近更是疼厉害，西医查了也没有什么问题，但就是痛，今年24岁，听姐姐说以前头疼了慢慢自己就好，现在都自己好不了；我也是这样，但我头疼就是后面痛，前面不痛。

空山：头疼主要有两种原因，形上的和气上的。形上是颈椎导致的，气上有太阳、阳明、少阳三种区别，要仔细区分。

乙　：我有个同事就经常头疼，一来例假就容易头疼，而且也有颈椎问题。

54. 颈椎和头痛

甲　：请问下经期偏头疼可不可以喝红糖姜茶？

空山：颈椎问题吧？不确定，有很多偏头痛是寰枢关节引起的。

甲　：如果是颈椎问题的话，要怎么治疗呢？针灸或者推拿？

空山：颈椎问题，可以复位。

甲　：复位是看骨科吗？

乙　：中医院传统疗法，或者一些医院叫做康复科，有复位的。

55. 脊柱歪了

甲　：这种偏向于湿疹还是痱子呢？位置就沿着脊柱上下。

空山：我倒感觉脊柱歪了。

乙　：我都觉得有点歪，不知道是否拍摄角度问题。

空山：你看肩膀是不是高低肩就好了。

甲　：好的，明白，他好像是不大注意站姿和坐姿。

空山：别怪孩子，父母一般很少给孩子做好行坐立卧的好榜样。

甲　：是得多注意。

空山：话说回来，正确的行走立卧一般也都是道家的不传之秘，马钰教郭靖的不就是这个嘛。

甲　：这个跟跳舞的练形体是一个概念么？

空山：完全不是一回事，一个练的是内在一个是外在。

56. 正脊骨

甲　：我记得有骨科医生告诉我，产后半年后可以去正脊骨，这个时间最合适。

空山：不对，婴儿骨头软，不能动。是要调，但不是动骨头，不懂不如不动。治病，直接下手去做，其实往往难见成效。理顺筋骨脏腑关系，旁敲侧击，却往往会起到事半功倍的效果。

57. 颈椎

甲　：这个推大椎的效果是什么呢？

空山：治疗产后傻和缓解颈椎问题。

甲　：是不是还可以预防感冒呢？

空山：好处很多，自己体会。

乙　：这个咋推？

空山：先松皮肉，再松气结，然后理筋。最后正骨复位。

58. 推大椎

甲　：孕傻也可以推？

乙　：向外推还是向内推？

空山：产后推。先内推一个月，再外推一个月

甲　：那我过了~都三年了！感觉还在孕傻。

空山：也有一定的作用，尽管试试看。

丙 ： 为啥会有孕傻这种情况？

空山：精气亏了，或者堵了，没法供应大脑。拿毛巾勒住脖子，一会就晕了，大概这样。

丁 ： 这个解释好有即视感。

丙 ： 所以坐月子的时候一定要补精气？还是怀孕的时候就得补？

空山：怀孕前。

59. 手指发麻

甲 ： 这几天发现左手发麻，左手中指前端感觉最为明显，发现不是睡觉姿势不对。请问各位大佬是什么原因？

空山：我知道两个原因，一是颈椎，二是中风前兆。很多气机的问题，其实是形上的问题。

甲 ： 前天去找医生诊脉，他说我左手脉较沉，回来才想起忘了跟他说左手发麻的问题。那是有可能是颈椎问题吗？

空山：对。

60. 产后两件事

空山：产后两件大事。一是治产后风，二是看半岁时小孩子筋骨。现代城市，这两个极重要。

甲 ： 怎么给小孩看筋骨？

空山：上图。看到没？妈妈的骨盆这个样子，怀胎十月，孩子的筋骨会怎么样？半岁左右，是最佳调整时机。并且骨盆角度，影响的不只是筋骨，还有眼睛。斜视，近视，散光，都有关。

乙 ： 可惜我们4岁才开始调。

空山：这个是我最近在攻关的课题，还没解决。

丙 ： 有个亲戚就说骨盆歪了，一直没怀上。也不知道是没怀上还是不敢怀。

空山：中医圈内，就我见到的人中，有这个认识层次的，不到一只手。

丁 ： 有种相识太晚的感慨，孩子9岁多，还可以看看筋骨么？

空山：看了吧，除了癌症，疑难杂症多了去了，慢慢攻关。

61. 产后骨架

甲　：产前的前半月左边屁股骨头疼，走路一瘸一瘸的。今天产后四天，蹲下的时候腰酸还麻，睡觉躺平左边屁股骨头也疼。颈椎也有点酸，左右扭动有响声，这种情况是怎么回事呢？

乙　：等等恢复一下在调整吧。

甲　：是否要长卧床恢复呢？

丙　：产后不都是要多躺吗？等后期才适当运动。

丁　：一宝妈妈吧，还不知道产后需要足够的休息。我那时连跳都不行，浑身都不舒服！还以为以后都这样了呢！二宝时就从容很多了！

甲　：二胎妈妈。一胎没有这样，想来是休息不够导致的？书只看了育儿部分，产后还没看。提前了半个月生，看来有必要把书看完。我这种情况是不是多休息就会改善。

空山：脊柱变形，胎儿的存在加剧了脊柱变形，进而压迫神经。产后需要先养气血，补肝肾，而后找机会做筋骨复位。单纯复位没有意义，多休息有帮助，但最好是调一下。

62. 产后调筋骨

空山：十岁左右的小朋友，普遍发现长短腿，歪骨盆，乃至眼睛散光斜视的问题。进一步分析，发现和妈妈怀孕期间的骨盆错位密切相关。现在很多妈妈要二胎备孕，建议提前处理。

甲　：已经在孕期的就没办法了吧？

空山：已经怀孕的，小孩半岁以后到一岁期间，是处理的黄金时期。

乙　：请问怎么提前处理？哪里可以看呢？

空山：找机会会开筋骨方面的讲座。儿科再把筋骨问题处理了，我们工作室，基本就是儿科问题一站式解决。

丙　：备孕的怎样提前准备？

空山：备孕先站桩，再调气血，再调筋骨。

丁 ： 我家大娃一年级的时候校医检查右腿比左腿长 0.2 厘米，走路多晚上就会痛。按摩后第二天康复。请问也是筋骨的问题吗？

空山：对

丁 ： 估计几次能调好？

空山：严重的，每周一次也得调一年，普通的，看病情，有很多特别严重的。

甲 ： 内八全是这类问题吗？

空山：内八、外八、XO 型腿、内翻、外翻、驼背、长短腿，基本都是这方面的问题。

甲 ： 我家女儿很明显内八。然后我现在孕期右边髋骨下方最近疼痛很明显。

戊 ： 我有散光。这个和母亲怀孕时骨盘错位有关？但我弟就没有。

空山：有先天有后天，不可以偏执。我说的是现在很多孩子是这个原因。不是说所有人都是这个原因。

63. 骨架歪斜

空山：上周站桩，有个人双足外翻，有个人骨盆前倾，两个人居然都不知道。年轻没所谓，女人一过 35 岁，阳明气血一衰，啥问题都开始往外冒了。

甲 ： 那有什么办法调吗？

空山：先不说女人，咱们先来看个小弟弟。大家忽略发型吧，能看出来啥问题不？

乙 ： 高低肩吗？

丙 ： 觉得左右两边好像倾斜了。

丁 ： 这个孩子好像脊柱是弯的。

空山：小孩子，好的快，各位老胳膊老腿的难治。

戊 ： 怎么治？吃汤药？

丙 ： 应该要纠正的，配合一些运动动作一类或者正骨。

空山：小孩子的骨头，最好别动，要顺势而为，顺他的生长之势，慢慢纠正。

己　：请教个问题，怎么养筋骨的气血。

空山：运动啦，懒人们。

64. 含胸

甲　：我经常听说含胸，中医讲的含胸到底是怎样的？

空山：含胸是没问题的，挺胸，鸡胸，肋骨外翻，才有问题。

甲　：不是，中医说挺胸这个姿势是不对的，要含胸。含胸是怎样的？

空山：含胸就是开膏肓，讲起来简单，做到却很难。含胸是一个复杂的动作。腰胯肩颈背都要配合才能做到。

甲　：以前就知道抬头挺胸，原来都是错的。

65. 骨架

甲　：请问如何确定自己是不平衡呢？

乙　：高低肩？X 腿？平躺脚不一般齐？

空山：其实绝大多数人都是不平衡的。脏腑不平衡和筋骨不平衡是互为表里的。维持在一个不影响生活的限度内就可以，不必过度害怕。

66. 高低肩

甲　：今天看了老大的文章，发现我膀胱经不通。不想喝水。生完小孩更甚。没什么小便……从早到晚就一次……

空山：你应该下肢特别硬，有时会腰痛，还有就是，很有可能高低肩。

乙　：我也是尿很少，不怎么喝水。

甲　：老大你千里眼吗？我就是高低肩。产后有段时间腰一直痛，现在有好转。下肢我没比较过别人，反正是不软。高低肩明显，我还想去正骨。

空山：自恋的感觉又来侵袭，一个内科小高手，如果再擅长骨科。

甲　：产后有段时间我喝很多水都不解渴，一样没小便，不过那时候盗汗也非常严重。之后就一直小便非常少啦，本来以前我就喝水不多小便不多。现在更甚。有点不安。直到看到老大文章，写膀胱经不通。

乙 ：我不光产后，好像长期都这样。

按 ：肝主疏泄，疏泄不利，自然肝郁，肝郁者，常见筋骨僵而骨盆歪斜。

·第三· 关节

67. 扭伤

戊 ：平常脚踝扭伤怎么处理呢？养老穴？

空山：我清楚记得，二年级的时候，脚扭伤蹦回家，肿得老高，烧酒一晚，第二天肿全消，恢复正常。

甲 ：用烧酒直接搽患处？

乙 ：我记得我们老家有老人家会用银针扎，很有效果。

空山：行气活血化瘀，最好配合手法。

丙 ：话说，烧酒和米酒有啥区别？还是说，这个烧酒就是前些时候所说的酒精，拿火烧？

空山：真正的烧酒是药酒，没有了就拿酒精代替吧，不过效果差一些。

按 ：脚扭伤以后，热敷会加剧病情，冷敷会造成瘀血。烧酒按摩，酒燃点低，不至于加重伤情，同时酒辛温散开瘀滞之气，可以恢复伤情。古人诚不我欺。

68. 脱臼

甲 ：小朋友的胳膊肘容易脱臼是什么原因？今年元旦一次，今天又脱臼了。

乙 ：我妈是幼儿园老师，她说不要拉着小朋友的胳膊让他们荡秋千什么的，很容易脱臼，也不要用力拽。

按 ：为什么身体差的人容易关节损伤？《灵枢·本藏》曰："经脉

者，所以行血气而营阴阳，濡筋骨，利关节者也。"很简单，肝肾之精气无法灌溉关节筋骨，看看老人家就知道了。孩子通常是气虚。

69. 腰扭伤

甲　：我老公，打个喷嚏，腰伤了，弯不了腰也坐不了，只能站着。请问能如何应急处理下？

乙　：估计有椎间盘突出。

空山：后溪，还有手背中渚穴。

丙　：谢谢，按压这两个穴位吗？

空山：对，然后可以试试任之堂治腰痛的方子。

按　：《灵枢·刺节真邪》："腰脊者，身之大关节也。"

70. 下巴痛

甲　：有一次咬手指饼干，结果那个饼干太硬了，咬了一下嘎嘣一声，我的嘴巴张到一定位置就痛。

乙　：这两天我在想是不是也错位了，要说裂了这么久应该也好了。然后我自己张口，拉拉再扭扭，貌似这两天张的幅度大了点。

空山：针灸推拿，不过是在泻压力而已。这就是所谓的调气机。补泻，虚者补，实者泻，都是调整压力。

甲　：不过还是会有点痛。中间也针灸过，就顶两三天管用。哪里可以有复位的？

空山：医院。

甲　：容易弄好吗？

空山：偶然性的很容易，习惯性的麻烦。

71. 膝盖痛

甲　：小朋友生长痛，有没办法缓解？出去玩久了说膝盖疼，怀疑生长痛。

空山：没那么多生长痛，看看骨头问题吧。周末有个小朋友的脚踝，说是好了四处疯跑，一摸还是有错位。

按 ：《素问·脉要精微论》曰："膝者筋之府，屈伸不能，行则偻附，筋将惫矣。"

72. 脚扭伤

空山概述：脚扭伤是瞬间气血运行受阻，导致气滞，进而水肿血瘀，在气滞阶段冷敷真正的中医肯定觉得胡扯，热敷西医觉得胡扯。有两个办法，练武之人，一般用烧酒；学针之人，一般用养老。《灵枢·卫气》曰："手太阳之本，在外踝之后，标在命门之上一寸也。"手外踝之后，即养老穴。这两个办法，一是见效快，二是不留后遗症。冷敷只是看上去减轻了气滞的问题，但却带来了进一步的水肿和血瘀的问题，导致缠绵难愈。

甲 ：什么叫"学针之人，一般用养老"？

空山：养老穴，脚扭伤，养老穴附近一般会有筋结，尤其是对侧，可针可揉。

乙 ：那烧酒呢？用烧酒搓脚？

空山：就用烧酒烫洗按摩，不过一定是即刻就用，并且烧酒也有很多讲究，方子武学世家一般都知道的。用火点着酒，拿酒来揉搓伤处，有的酒还着火。

73. 崴脚

甲 ：多年前扭伤右脚踝，昨晚旧患复发肿胀疼痛利害，走路一瘸一拐的，是天气变化的的原因吗？风湿性？

空山：揉脚踝对侧养老穴。

74. 崴脚

甲 ：老妈崴脚10个小时，目前踝关节肿，已进行冰敷，接下来可用啥办法处理？

空山：冰敷了就没办法了，崴脚第一时间禁止冰敷。

乙　：应该怎么处理？我的脚崴伤了已经留陈旧伤了，掰着一点就疼，经常反复崴伤，第一时间就是冰敷。

丙　：第一时间找靠谱的跌打医生，否则后患无穷，然而没法即刻找到的话，第一时间怎么办？

丁　：那空山给医普一下正确方法吧。

戊　：我一个多月前也崴了脚，先是冰敷，后来用了三天火酒抓，现在还是有点不舒服，很想了解有啥好办法。

丁　：好像目前扭伤挫伤的第一时间都是教冰敷，那该怎么办啊。

己　：昨天家里阿姨扭伤脚去医院看了，医生的建议也是第一时间冰敷。

按　：用烧酒按摩。

75. 崴脚

甲　：我接受到的教育都是一扭伤先冰敷呀，看来真是要有正确的科普才行。

乙　：菜鸟可以请求老师解释一下为什么不能冰敷吗？？

丙　：菜鸟表示好想学这个推拿

乙　：我们经常冰敷，老人家流传下来的。不知道留下了多少后患。

空山：崴脚，扭伤，刚开始只是气闭了而已，气血过不去，气郁滞在这里，不通则痛，但是血瘀并不严重。而气的运行是很快的，第一时间把气散开，轻微的筋骨错位自己会回去，可能一两天就恢复了。所以传统的跌打师父都是用烧酒或者药酒。高度酒点火以后，温度并不高，60%的酒精燃点和体温差不多或者略高。

乙　：怎样的情况怎样使用才是得当？

空山：酒本身是辛散并且容易挥发的，在这种情况下，用烧酒推拿患处及其上下的穴位筋结，自然就把郁滞的气给散开，所以恢复很快。

乙　：学习了，谢谢空山。

空山：冰敷呢，是另外一种情况，气滞以后，冰敷就容易导致血凝。

丙 ： 这也是个常识问题，本来肿起来就是气血阻滞，寒主收引，用冰就把阻滞的气血更加凝住了。很多东西，回归常识即可。

空山：寒主收引，一下子就把血给凝滞住了，就成了气血一起不通了，而血瘀散开，是很复杂的，层次也很多。如果冰敷久了血瘀到了筋骨的层次，会导致筋骨的变形和错位。这个时候，就不是一点点烧酒推拿可以解决的了

76. 崴脚反例

空山：再给大家看一个反例。

甲 ： 经常见到肿成这样的。

乙 ： 我们老家老人家都是用酒处理，今天听老师讲解原理豁然开朗。

空山：这个病人，打篮球，扭到脚。刚弄的时候用雪条冰敷，第二天按摩受伤周围，第三天到医院，并没有淤青，医院说是韧带撕裂，建议手术，家属不同意，打石膏三天，就这样了。现在医院说让做手术，或打石膏一个月，但不一定恢复。不断的建议要做手术，用钉子和线，把那个韧带还是筋拉回去。说打石膏有机率不好，留下后遗症。

空山：这个病人，刚开始扭伤并没有这么严重，因为只是气滞。一旦处理不当，用了冰敷，打了石膏，就成了这样了，气滞血瘀就肿得特别严重。

空山：那个误治的病人，人不在广州，找了一个跌打医生，一下就能走路了。

77. 崴脚针灸

甲 ： 我见过针灸老师傅，脚扭了直接在对侧的手腕上来一针，健步如飞。

丙 ： 那是在针养老。

空山：对侧养老穴附近，会有一个筋结。

甲 ： 但是差不多，找对侧的对应位置，养老附近的阿是。

空山：有机会可以验证一下，不一定正好在养老，也不是阿是穴，是一个筋结。

乙　：我小叔也是打篮球扭到然后冰敷和去街边铁打馆按摩，没处理好，后来回来看医生说韧带断了，要做手术，然后他做了手术，就是用钉子在里面弄的。

空山：韧带轻微撕裂，和韧带彻底断了，处理方法是不一样的。彻底断了，手术比较好一些，这时候不能排斥西医。

78. 冰敷

甲　：难怪上次我娃摔到额头，淤青得那么厉害。那次她在同学家摔的，同学妈妈给她冰敷了。前摔了我第一时间用茶油擦。茶油擦有用吗？

空山：简单，你会处理，就自己处理；不会处理，还是按医院那一套来吧。医院，不能排斥。

乙　：摔头怎么处理，不能冰敷？小孩有时会撞到头了。

空山：说过了，童子尿啊，然后送医院。

丙　：那不得备着点童子尿？

空山：你家儿子每天不都在产吗？随用随有。

丙　：可是，万一摔着的时候，没有呢？

戊　：药酒，跌打酒，万花油，这几样东西功效是一样的吗？

空山：不一样，酒是酒，油是油。跌打酒是药酒的一种，药酒还有很多种，比如补酒，酒有辛散之力，油就得看是什么油了。

戊　：油的功效是什么呢？把药性附着在患处？

空山：油有一定的渗透力，把药力带进去，还有一定的润滑作用。至于更深层次的作用，继续挖坑。

79. 热敷和烧酒

空山：崴脚不能热敷的，也是乱搞。

新雨：应该叫热散。

空山：酒散，酒精燃烧真的是低温。

甲 ：我读书的时候军训脚肿了，我们老师就是酒精燃烧，用手沾着烧着的酒精帮我推拿的，很有效。也没什么手法，他们就是沾着燃烧的酒精在肿的地方搓。

乙 ：手不会烧到吗？

甲 ：不会烧到。

戊 ：医用还是食用的？

甲 ：就是二锅头，高度酒。我那只脚以前扭过，当时军训踢了几天正步就整个脚踝肿起来了，就这样推了两三天就消肿了。

空山：有手法的，自己倒高度白酒点火试试。

80. 烧酒

戊 ：75℃酒精（点火后用烧酒推拿），不是很热，问题是不能怕，要平沾，不能挑起酒精，还是会有点烫，按摩养老穴，一会就红了。

甲 ：平沾是什么意思？在火底下伸手？

戊 ：点，不能挑。要快一点，不能犹豫。小温而已，感觉温度在42℃左右。

甲 ：找天孩子不在家试下！

乙 ：我脚崴着时用过这方法，消肿活血很好。

· 第四 · 其他

81. 斜视

甲 ：想找您面诊三岁半女娃，斜视。

空山：拍个背后照，侧身照。

甲 ：要尽量少衣服吗？照片目的我清楚点可能拍的效果好点。

空山：紧身衣，斜视多数是骨盆问题。

乙 ：看后背确实歪耶，这是已经站直了吗？

甲 ：没配合站直。但头一直爱歪着。

乙 ：我也是这种，头也是不自觉歪着，斜肩。

丙　：走路的时候脊柱不正，有没有家族遗传的？

空山：一般是习惯遗传，头喜欢歪也是筋的问题，肝主筋体阴，胆主筋阳用。体拿血养，用拿气养。这个病，主要还是生活习惯和怀孕期间的问题，不是那么简单能好的。

丁　：其实所谓的家族遗传很大一部分应该指的都是生活习惯遗传吧？

空山：行坐立卧的生活习惯，都要调整，然后加上站桩汤药培养气血，才能打好基础，然后慢慢用手法松筋正骨，把这么多年攒下的压力慢慢泄掉，骨盆就回来了，眼睛就好了。很显然，这不是一个短期的任务，所以，很多时候，不是那么好治，需要极高的信任和配合度。

82. 肋骨外翻

甲　：肋骨外翻哪里看比较好？

空山：幼儿轻度肋骨外翻是正常的；一般西医会说是缺钙，据说是因为小孩子学坐和大人竖抱多，重力影响会短期引起肋骨外翻。长大些慢慢会长好。

83. 肋骨外翻

甲　：空山上图算胸骨外翻吗？

乙　：我觉得算的。

丙　：需要治疗不？感觉这种情况很常见。

甲　：算什么程度呢？

甲　：我女儿也差不多。

乙　：我看过靠谱的西医，如果不太严重，不需要特别补钙，孩子大了长肉了，自然会好转。

空山：对，轻度的外翻不用理会。重度可以先去医院鉴定一下。

84. 肋骨外翻

甲　：六个月不到的宝宝，肋骨外翻是缺钙引起的吗？

空山：不是缺钙，小儿肋骨外翻是发育不完善。成人肋骨外翻，是肋骨错位。

乙　：那小儿肋骨外翻中医上怎么治呢？

空山：长大了再说，你这还不到三岁。

甲　：我记得中医上没有缺钙一说，像这种先天不足的宝宝只能等大了再调是吗？

空山：谁告诉你先天不足？

甲　：发育不完善不算先天不足吗？

空山：谁生下来就发育完善的？不都得长 20 年才完善吗？

甲　：好吧，理解错了。

乙　：连崔玉涛也说肋骨外翻不是缺钙。大一点就好了。

注　：崔玉涛，网络红人，和睦空儿科医生，深受各位妈妈喜欢。

85. 肋骨外翻

甲　：刚看到说 6 个月的宝宝肋骨外翻，医生说是缺钙，现在两岁也还有一点点外翻，请教一下怎么办？

空山：先告诉她大了是可以治的，她应该会放心一点。

乙　：我们家大概是三四岁才好的，外翻，不会吃得肚子鼓鼓的，就好了。

甲　：明白，谢谢。这个问题我一直想问，从几个月到两岁，每次医生就告诉说补钙，但我知道不是缺钙。谢谢大家。

空山：医院的医生是一个大纲教出来的。

戊　：中医没有缺钙一说。总的来说，不必焦虑，顺其自然，尽量减少人为干涉。

按　：大人肋骨外翻，是肋骨在胸椎那里有各种角度的错位导致，具体原因，可能是外伤，可能是心肺内伤，然后软肋和胸骨结合处，以及锁骨，可能都有或多或少的位置偏移。这种通过内外调理，是可以纠正的。小孩子肋骨外翻，多数是发育问题，大一些会好一点。具体年龄界限，我不清楚，有机会会请教一下有经验的朋友们，到时候更新给大家。

第三部分 | **神志篇**

调神者，调精神也。《素问·八正神明论》云："请言神，神乎神，耳不闻，目明心开而志先，慧然独悟，口弗能言，俱视独见，适若昏，昭然独明，若风吹云，故曰神。"精为神之源，养神先养精。

神之病，有三层，一曰劳累耗神，二曰情志伤神，三曰神不自主。情志伤神，以郁怒为最，悲怯次之，以汤药调之。《灵枢·大惑论》谓之曰："故神劳则魂魄散，志意乱。"《灵枢·本藏》云："志意和则精神专直，魂魄不散，悔怒不起，五脏不受邪矣。"

·第一· 作息

调神宜养，养神睡眠第一，是以当多眠少耗。为人处世，宜合天道，中正平和，守贞守正。

睡眠起居，以合天道。起居主要是起卧之时要合乎天道。《灵枢·营卫生会》："夜半为阴陇，夜半后而为阴衰，平旦阴尽而阳受气矣。日中为阳陇，日西而阳衰，日入阳尽而阴受气矣。夜半而大会，万民皆卧，命曰合阴，平旦阴尽而阳受气，如是无已，与天地同纪。"早上 5 点阳气开，顺天时而行就要起床，顺天时阳气之升则补人身阳气。晚上 9 点阴气合，顺天时而行就要睡觉，顺天时阴气之合则补人身。早上该起不起，阳气不得随天时而开则伤阳，晚上该睡不睡，阳气不得随天时而化阴则伤阴。

根据以上结论，晚上是否可以运动呢？很显然，运动升阳气，晚上运动所以阳气不归，也就是耗阴气，所以晚上不宜运动。同样道理，早上不适合睡懒觉，而适合做运动。

86. 耗神

甲　：有些身体有缺陷的人，比如说盲人，他的触觉和嗅觉就会特别灵敏，怎么解释呀？

空山：眼睛不耗神了呗。

乙　：这是特殊情况。

丙　：天之道，补不足而损有余，气不往这边流就往那边流了呗。

空山：你们不看圣斗士吗？沙加天天闭着眼，不就是在养神吗？一旦睁眼，小宇宙就爆发了。

乙　：家里的猫不是吃饭就是躺着，乌龟也不动，动物都蛮懂养神，不像我们到处耗，瞎折腾。

空山：你说的对，山里的老虎，不捕猎就养着。

乙　：上次看一个视频，走路看手机，撞到全身瘫痪，怕怕，走路要认真点。

乙　：做任何事情都专注也是修行。

丁　：走路就走路，吃饭就吃饭。

87. 耗神

甲　：最近睡眠充足，但是老觉得眼睛很容易疲劳，仿佛睡眠不够，眼皮很难撑开，不知是什么原因呢？

乙　：看手机多。

空山：对，耗神。

88. 失眠

甲　：睡眠不好是不是会遗传？我妈睡眠不好，我也从小睡眠很浅。

乙　：你是体质不好，调理好身体应该没有这概念了，失眠不是三言两语可以解释清楚的。

空山：失眠没那么复杂。失眠有三种：阳浮，血弱，道路堵：痰饮，中土堵。排除玄学原因导致的失眠，基本就这些问题了。

甲　：三种原因归根结底还是血虚造成？

空山：血虚是一种。

89. 失眠

甲　：半夜烦燥很难再入睡。

乙　：我是前晚半夜醒了失眠，睡着了也一直做梦。

丙　：我昨晚也失眠，10 点多睡着了，半夜 2 点醒来，再也睡不着，到了五点多才睡着。

丁　：最近我也梦很多，半夜觉得手脚心烦热。

空山：水火交争，天地之气不合，多梦是因为身体不够好。

戊　：我一直梦很多。

己　：所以调理好身体是一项工程。

庚　：我也是，从小到大不停做梦。

90. 秘法

空山：晚上睡眠不好的，我又要有秘法传授了。

空山：胸椎第五节旁开 1.5 寸，也就是心俞穴，以及旁开 3 寸，也就是神堂穴，找人在这附近，用三成力到五成力，细细的找一些竖的小筋条。慢慢推，慢慢揉，揉开了人会犯困，这时候，直接睡。

甲　：老公有活干了

空山：最好早一点，在 9 点之前，9 点之后，效果会下降。一周试一次，先看看效果。

91. 睡眠异常

空山：近期很多小朋友睡眠异常，各位妈妈注意一下

甲　：我家小的这几天就半夜老哭，我还以为受惊吓了呢？而且还做梦。

乙　：老大说的太对了，我家小朋友近一周来天天半夜老是哭醒，像做梦哭，还翻腾，正愁怎么办呢，请老大明示啊。

丙　：我家昨晚半夜又大哭。

丁　：我家娃自冬至后晚上一直打功夫。

戊　：老大的话给我的感觉就是，老夫夜观天象，这几天娃娃会睡不

太好。

空山：最近没法观天象了，雾霾严重，只能时不时观一下地象，来推
　　　测天象。

92. 睡觉

甲　：今天开始 24 小时三班倒。

乙　：上夜班好辛苦的。

丙　：话说在家也未必能睡。晚上终于忙完要睡了还得忍受老公在旁
　　　边折腾各种声响，等他消停了，你想睡又烦躁了。早上六点起
　　　床大家睡的正嗨，又各种嫌弃你。

甲　：我老公在家比我睡的早。

戊　：不是老公的问题，气血足了想睡就睡，醒了也很快能入睡。经
　　　络要通，气血要足。

丙　：希望我也能养成那种雷打不醒的身体。

93. 作息

甲　：大家有没有什么办法，调整作息的，从小学开始晚睡，全家
　　　晚，感觉根本是在环境，习惯，正在努力，逐步调整。

空山：九点钟开始全家关了灯研究天文。

甲　：有老人家，商量过了，反悔了。

空山：看不到星星时，搞个投影，把星星投影到天花板上。

甲　：今天从下午一点多出门爬山八点多才回到家，现在去准备睡
　　　觉，从当下做起。这个可以有，刚孩子爸要给孩子买礼物，让
　　　他去买个乌龟灯。

94. 午睡和充电

甲　：中午不给娃睡，他撑不住。

空山：身体好了，不一定要午睡。

乙　：小孩也可以不午睡吗？

丙　：小孩子还是要午睡的，子午觉。

戊　：但是我不得不说是空山调完之后的成果，之前也是醒一次，调脾胃真的不光是调脾胃。

空山：身体脏腑气足的小孩，一晚上睡十个小时，白天就不用睡；刚出生的小孩子，脏腑气不足，就睡睡醒醒；老人家，身体孱弱的人，气也不足，也是睡睡醒醒；就像手机电池，身体弱的，1000毫安吧，身体好的，3000毫安吧。所以有的人一天要充两次电，有的人充一次就够了。养好了身体，养到3000毫安，随时可以秒睡十小时，那就真牛了。

丁　：这个通俗易懂。

戊　：所以老人家都爱午睡。

95. 节气和睡眠

空山：今天谷雨，昨晚有人睡不好，尤其小孩子。

甲　：还真是，我以为是昨天带她凑热闹去了。

乙　：我昨夜确实睡不好。

丙　：太厉害了，怪不得昨天二宝比平时吵，我也以为是带出去玩的缘故。

空山：小孩子身体干净，节气感觉特别明显，各位不要看一个比一个漂亮，身体里面比起小孩子，可就脏死了。

丁　：我家小吃货睡还没太大问题，就是哭闹多了些不肯睡。

乙　：我以为自己是身体不好才气节明显。

戊　：怪不得我家娃这两天睡眠乱了呢，晚上各种翻腾。

己　：那突然过敏，和节气会有关系吗？

空山：会。

96. 孩子睡觉。

甲　：睡得晚肯定不够精神，我们小时候睡得晚，早上上学总闹。现在长大了反而好了，9点睡觉。早上不到7点就起来。

乙　：我们家九点半有时候十点才睡，六点就起，早上我六点起床他马上就发现我不在，只要我起来他也起来，我觉得他每天睡不够。吃完饭洗澡，八点半上床讲故事，睡着都九点半后了。

甲 ：睡觉问题折腾了我两三年，各种入睡流程都试过，最后是有个老师告诉我，7点最困，吃完饭就可以睡觉了。于是4点放学就带去散步，走大半个小时回家，洗澡，吃饭，歇歇睡觉，坚持了两个月，两个月之后我没有那么坚持去管了，9点能睡了，现在7岁，9点－9点半睡着。

丙 ：有时随便加个班，回家都九点了啊，还要吃饭洗澡，自己搞完都十点十一点了。

丁 ：我现在娃洗完澡直接上床陪着，很多时候我都没洗澡就一起睡了，可娃还是要洗澡后疯玩一个多小时到两个小时才睡。

空山：你们都想多了，其实是你们自己作息不健康，投影到孩子身上而已，你们都早睡早起吧。9点睡5点起，早上做事什么事都做完了。

戊 ：是的，怪孩子变坏了，其实是我们大人也没做好榜样。

97. 睡觉

甲 ：如何早睡真是个大问题，每天八点洗澡八点半上床，折腾到十点还没哄着觉。自己都快睡着了他还不睡，有时候真想打他一顿！

乙 ：小时候都是哄孩子睡哄着哄着把自己哄睡了。

甲 ：故事一讲完就开始作，翻下床躺地上嚎，不停要喝水啦，要拉着我出去啦，好不容易躺床上不作了，嘴里念念叨叨翻来翻去还必须要你回应啦，一不留神又坐起来重复作啦。

甲 ：我眼睛闭上他就会叫我，必须睁眼陪他。半夜还爬起来，妈妈出去啊！出去玩玩啊！然后喝水打蚊子各种花样。

丙 ：原来大家的娃都是这样。我理解是她很珍惜跟爸爸妈妈一起的时光，宁愿牺牲自己的睡眠也要跟爸爸妈妈玩，因为我们白天都上班。

空山：想多了，电没放光，电放光了，躺下就睡。

丁 ：小孩7点打瞌睡的，有没发现吃饭时候瞌睡，那时候才最困应该睡觉。

乙　：我们五点半下班，六点到家，六点半吃完饭就已经很快了。

丁　：这个好啊，吃完就睡。

丁　：晚饭后别溜达了，太兴奋也睡不着。

乙　：有时候想想这一天下来时间都是环环相扣的，要早睡就要早准备，要早吃饭，早运动包括早写作业，早起，这些都不是光靠孩子可以做到的。

98. 大人磨蹭

甲　：孩子早睡，大人占很大原因的，以前是我不能早起导致孩子上学迟到。

乙　：我也是，每天磨磨蹭蹭很晚睡，早上8点了都不想起床。

甲　：在家手机尽量不碰了，努力早睡才好些。跟老师学站桩。

丙　：我每天都对自己说要早睡，但是娃一睡，我就拿个手机戳戳戳。

空山：神不定，学学站桩吧，动静结合，你会累得躺下就睡着。

· 第二 ·　情志

人有七情六欲，六识牵引，气自丹田之下随任脉上行冲击心神。《素问·调经论》："喜怒不节则阴气上逆，上逆则下虚，下虚则阳气走之，故曰实矣。"《素问·举痛论》："余知百病生于气也，怒则气上，喜则气缓，悲则气消，恐则气下，寒则气收，炅则气泄，惊则气乱，劳则气耗，思则气结。"所谓修心性，第一是觉知，第二是控制，七情六欲无法干扰心神，人就心神大定，做自己的主人。

99. 气血和情志

空山：气血足了没人敢欺负，身体才是革命的本钱。好好锻炼吧。别人欺负你，是你自己不争气。

甲　：很认同空山以前说的治病先补气血，气血足了，很多毛病自然就没了。是不是性格也可以适用这条？气血足了，性格就彪悍起来。

空山：那必然的，肉食者勇而悍，说的是好吃肉，还能消化的人。那个打虎的，一次吃八斤肉。老虎见了都怕。

乙　：我们的身体说简单也简单，说不简单吧也确实不简单？

新雨：气血不足则软弱，气血足但不畅则彪悍。气血足且畅则平和了。

空山：素食者慧而巧。人家才不跟你比蛮力。

新雨：跟脉相一样，脉缓而平和是正常人没事的状态，但一旦跑起来，极端起来，人家有劲。平常脉就弦，但却又弱的，举个例子，狗越小越吠得厉害，因为本身力量弱，天天只能吓唬别人，否则自己就不安心。

丙　：如此说来，我算是气血不足。

空山：先把筋骨的气血养起来，再站站桩，把脏腑的气血养起来。人就平和了。心惊：《素问·经脉别论》曰："有所惊恐，喘出于肺，淫气伤心。"《灵枢·本神》曰："恐惧者，神荡惮而不收。"

100. 惊吓

甲　：宝宝昨天下午去打针，当时哭的很厉害，结果昨晚几乎一夜没有踏实入睡，总是睡一会就闭眼哭，这是吓到了吗？

乙　：从出生开始，打针前我们都会跟娃模拟很多遍，直到感觉她熟悉了为止，预防受惊吓。

甲　：怎么能判断是不是惊吓？

乙　：没吓过，不晓得，预防在前。

丙　：刚出生的时候在医院打疫苗，医生就说，一般打完疫苗当晚小孩会闹一些。

甲　：他这个闹我觉得不正常，以前从来没有。

空山：孩子的正气有盛有衰，弱的时候刺激到了，也很正常。

丁　：前几天我儿也想开灯，我问他是不是怕黑（一个人在房间入睡），他说不是，只是想看看钟（刚学会看钟）。跟他聊聊，一般孩子会有个原因，不一定是害怕。

戊　：我问她为何，她自己说害怕。

101. 收惊法

甲　：有没有关于受惊的处理方法？

空山：受惊也得看情况。简单说，天然朱砂调开点眉心。

乙　：多大了？以前有个老师讲课有说过一些方法，看看能不能帮到你。

空山：都说出来吧，我还有一个方子。

乙　：金戒指煮水，可以给婴儿用。我自己知道一些祝由术，也试过，婴儿受惊管用。

乙　：小米收惊，用小碗盛满满一碗小米，压实，用一块手绢盖住碗口，扎紧倒过来，宝宝睡着后顺时针方向绕三圈，逆时针方向绕三圈，嘴里念"猫儿惊，狗儿惊，娃娃不惊。饿了吃米渴了喝水。"绕一圈念一遍。再在娃娃头顶顺时针三圈，逆时针三圈，嘴里也念，绕一圈念一遍。念完把碗翻过来，打开手绢，会看到小米缺一块，那孩子就是受惊了，填满小米再操作一轮。小米少了再填满，直到不少为止。

乙　：这个是收惊，还有叫魂。

甲　：两岁了，好容易受惊，都是因为一些小事。

乙　：求点朱砂挂家里吧。两岁多的宝宝，总受惊不太应该。

甲　：不知道她怎么回事，最近晚上经常起来哭，闭着眼睛哭，说妈妈不乖。那天我大声叫她，她吓了一跳。

乙　：那不是一般的受惊，得问问空山他们。

空山：吓掉魂了吧，先叫叫魂，然后煮一下夜惊方（见后文）给他试试。

按　：乙木升而化君火，甲木降而化相火。惊而致甲木不降，三焦郁而生寒痰，是以乙木不升而心君被痰所蒙。今天还有个案例，小孩子抽了以后，容易受惊吓，也容易说不出话来，家长要注意。

肝郁：《素问·六节藏象论》曰："肝者，罢极之本，魂之居也，其华在爪，其充在筋，以生血气，其味酸，其色苍，此为阳中之少阳，通于春气。"

小儿先天性肝郁：

原因：

1. 先天因素导致的，即其父母肝郁，所生孩子很有可能肝郁。

2. 妈妈孕期生闷气，影响孩子，使胎儿气机产生郁滞。

特征：

1. 色青。鼻梁耳朵上有青筋，眼下有青紫之色，大便色青这个是明显肝郁。《灵枢·五阅五使》曰："肝病者眦青。"《灵枢·五色篇》亦云："以五色命脏，青为肝，赤为心。"《灵枢·诊尺论疾》："耳间青脉起者，掣痛。"

2. 各种抽动。挤眉弄眼、内向、易怒，或者手脚拘挛，指甲出现棱角。《灵枢·本神》曰："肝藏血，血舍魂，肝气虚则恐，实则怒。"《素问·举痛论》曰："怒则气逆，甚则呕血及飨泄，故气上矣。"

3. 长得压抑，有抑郁倾向，不愿说话。

检测：小孩肝郁检测办法：去摸小孩的肚子，一是心口窝及两边，二是肚脐及两边，一个是肚脐到心口窝连线的中点及两边。一般小孩肝郁，都会摸到有个硬包，小孩会喊疼，那个就是郁点，这个郁点就是病灶点。《素问·脏气法时论》云："肝病者，两胁下痛引少腹，令人善怒"

102. 生气

甲　：怎样才能不生气呢？

丁　：感觉要生气了就大笑一分钟。

乙　：忍不住不生气。

丁　：忍会内伤，要化掉它。

丙　：往好处想，理解让你生气的事情，理解让你生气的人

乙　：我总是压不住脾气瞬间爆发。

丁　：修炼啊，不是一两天甚至一两年的事情。

空山：前世的怨气今生发出来，上半辈子不要攒新的怨气，否则下半

辈子还得发。

按：《灵枢·本神》曰："盛怒者，迷惑而不治。"《素问·生气通天论》曰："阳气者，大怒则形气绝而血菀于上，使人薄厥。"气不该堵，但是可以疏。时常养养神，开阔一下心胸，可以降低生气的概率。

103. 肝郁还是做自己？

空山：想让小孩子开心，就不要让他们从小扮演别人。让孩子这样那样，规矩太多，容易肝郁。天天把孩子管的要死，啥也不许，最后孩子哭了，还不许哭，能不生病吗？

甲　：质朴的点破了，原来有很多什么男儿有泪不轻弹的话，太书面了。

空山：男人需要有发泄的途径，抽烟喝酒吹牛运动，都是发泄。

乙　：我知道我家男人为啥总是生闷气，抽烟喝酒吹牛运动全部没有。

丙　：很多时候不开心，痛哭一场就好很多。

戊　：今年正好说疏肝这个话题，该说的说，该骂的骂，折磨别人是健康的，折磨自己是不健康的。

丁　：春天到，疯子忙，疏肝气，少发狂。

戊　：哭可以抒发？

空山：带出去跑吧，跑完了郁气就散了。也可以送他去打拳，三大内家拳都可以。

104. 老人性格

甲　：又抽烟又喝酒还特别爱生闷气的男人怎么解，一辈子都这样的性格。

乙　：老一辈很难改变，只能调整自己心态和他们好好相处。

甲　：关键他这样的性格，搞的自己一身病。

空山：让他去打拳，或者跳舞。

甲　：曾经练过一段时间太极拳，后来到了冬天就歇了，然后就不练了。我爸爸年轻的时候生气可以把自己气的休克。

乙　：我小孩现在也是，生气时呼吸都听得见，脸憋红。

甲　：得想想办法，让他重新开始练拳才行。

丙　：要改变一个人不容易，要自身改变才走得通。

空山：老人家也有办法，练拳抄经站桩。三个月，就可以用汤药了。先抄清静经。

甲　：我先试试能不能说服爸爸练拳抄经吧，站桩没有老师指点也不敢站。

空山：有个病人，抄经站桩吃药，硬是把乱了的神给调回来了。神不是不能治，只是难一些。神气形三个层次，病在神，抄写清静经是个极好的办法，但是要配合站桩汤药才好。

105. 肝郁

甲　：怎么看出有肝郁呢？

乙　：有时候觉得莫名的烦躁不安，失落，但是哭出来就好了。哭不出来反而更堵得慌。

空山：脉弦，色青，脾气暴急。

甲　：是在太阳光下看么？有时候在灯光下觉得青，阳光下又还好，就不懂了。

丙　：自然光为准。

空山：医生感觉为准。

丁　：医生看颜色比我们自己看颜色准，毕竟医生看了好多人是吧。

空山：要修炼的，倪海厦讲过一个看绳子，还有一个人讲过看松叶。医生的眼睛，是望气的。你们叫看，我们叫望。

106. 肝郁

甲　：小孩子五岁半，这几天说他心下的地方会痛，两三天说一次，痛的时间一两个小时。小孩子一直脾比较弱，胃口和运动量还好，这是什么部位呢？

空山：肝郁了。

甲 ：难怪常发脾气。家庭调理有什么方法先处理着吗？

空山：没有。这个问题，能看出来的人都不多，容我先自恋一小会。

乙 ：我觉得跟家庭氛围有关，太多的规矩导致，规矩要有但是不能太死板。

甲 ：有可能，但确实太调皮了，很喜欢吃肉，对他这方面限制的比较多，其他方面还好。

丙 ：规矩可以有，但也要给娃说话的机会，认真听娃的声音然后再回应。哪怕你认为他说的是废话是无理取闹，你也要先听人家说了，再示发表你的观点呀。

甲 ：就是限制吃肉和早睡，这两点他超级抗拒。

乙 ：对于吃肉的问题，最好的方法还是全家陪着，不然光限制他，谁心里都不好受。

丙 ：这个同意。

空山：孩子要放养，不要用大人的世界来要求他，规矩太多，会找机会爆发的。

107. 情志

甲 ：坐月子期间又生气又郁闷，手出了问题，早上手麻麻的，手指伸展不开。去医院看，有说是类风湿关节炎的，有说是免疫系统崩溃的，有说是产后风。去扎针灸结果更严重了。吃药刮痧改善也不大。后来叫老公帮我按手的时候，按到背部靠肩的位置很痛，大约在小肠经的一个位置，按了几天，手才慢慢恢复了。经过这个，我才真的知道，情绪对人的影响这么大。

乙 ：收益良多。

空山：情绪疏导比管住嘴迈开腿要难得多。

108. 指甲

甲 ：想请问一下孩子的大拇指甲有很明显的凹凸痕，是表示什么意思呢？

空山：肝郁，很多先天的。

甲　：小时候没觉得有啊，会有可能是后天形成的吗？我们家姐姐鼻梁是有青筋，然后指甲也有菱角，那我就是带她多运动就行吗？

空山：先这样，小儿先天为主。

109. 肝郁

空山：孩子们的眼袋如果不是发紫，而是发青，还有山根发青，其实都是先天带来的肝郁。很多妈妈都有体会吧？色青属木。

甲　：现在很多小孩山根都有青，咋办？

空山：运动舒肝。

甲　：还是运动量。

乙　：山根青不是脾胃虚寒吗？

空山：仔细看会有两种，偏青或者偏黑。黑也可以说紫。木克土，就是肝克脾。一个硬币的两面。

丙　：青属肝，黑是肾吧？

空山：也可以说是寒。

110. 小儿肝郁

甲　：人活在一定的压力下，身体怎样都不会好，因为肝主一身生机，肝气郁了，人就病了。出去旅游放松一番，回来都会好一点。所以我们要尽量保持在这种放松的状态下，放松后，身体会自我调节。小孩子呢，只要保持他们心理健康，快快乐乐的，吃什么都补。

甲　：现在喂养问题，两代人差距很大，两代人都很紧张。可是，这种紧张，往往加在小孩身上，导致就会导致小儿肝郁。如果实在没法吃素，多带小孩出去跑跳就是了，别把时间浪费在吵架上。然后给小孩灌输正确的观念，一点点纠正过来。大方向抓住，细节别太在意。

乙　：自己带，没一起住，所以没这个问题。

甲 ：还说那句话，别太紧张，没什么大不了，好的情绪比饮食重要。

空山：这个观点很好，也不用太紧张。

111. 小儿肝郁

甲 ：请问一下，二岁多的小朋友经常发脾气，有时候还咬牙切齿的样子，是不是肝火旺呢？

空山：木火之气旺盛，一不顺心就肝郁啦，多去户外，公园里有树有草，空旷的野外跑跑，舒发一下就好。

112. 小儿肝郁和头发竖着长

空山：上次说过小孩子头发竖着长没有？那个就是妈妈怨气导致的。

甲 ：怎样算竖着长？超级赛亚人？

乙 ：有些小孩小的时候头发都是竖起来的，还有这原因？

丙 ：所以有时作为大人要多在小孩角度想问题，不能让小孩生闷气，否则就会产生不良影响！

丁 ：其实孩子的病痛，很多时候都是和父母家庭息息相关，妈妈要多反思自己。像老师说的孩子本来是很干净的，他会变得不同无非就是接触的环境和教养的人不同这个差别。

丙 ：其实我觉得这个应该从胎儿时候开始的吧，胎儿时候母体干净，母体愉悦，那宝宝相对来说更加干净！所以我觉得对下一代负责，应该从我们备孕前就要开始，好好的调养身体，让我们的下一代有一个更干净的环境进行孕育。

丁 ：是的。

空山：那个妈妈童年攒了一肚子怨气，自己都不知道。两个宝宝头发竖着长。后来碰到一个老师，解开了这个心结，哭了好久。

丙 ：还有这种原因？

空山：玄学，听故事就好了，别太当真。《灵枢·诊尺论疾》："婴儿病，其头毛皆逆上者，必死。"

113. 妈妈肝郁和奶水有毒

甲 ：有次听谁说母乳妈妈如果生气奶里面都有毒，有这个道理吗？

乙 ：有听说过，所以生气后人奶不能给小孩吃，要挤出来。

甲 ：我一个同学，她自从生完宝宝，就天天跟婆婆吵架，几乎天天吵，她跟我说她的奶水是黄色的，她婆婆不准给孩子喂母乳要喂奶粉，她不同意，就一直吵闹，结果三个月不到，孩子突然就走了。她自己都不知道是什么原因，好好的娃，也没感冒啥的，去年的事情。

丙 ：人生气的时候呼出的气都是有毒的，更何况是奶水。

空山：奶水就是母亲的精血，你想想你生气时候身体是什么感觉。

乙 ：不生气喂奶，但抑郁的时候喂奶呢？

丙 ：人生气的时候呼出的气体能毒死小白鼠，这个已经经过科学实验证明过了。

乙 ：天天生气天天吵，大人都可以气死了，更何况小孩。

丁 ：我觉得孩子可能感觉不到爱，反正我觉得心情不好的时候肯定对孩子有影响，不管是不是毒。

114. 小儿肝癌

甲 ：三岁……肝癌……三岁怎么会肝癌？

乙 ：三岁肝癌会不会跟孕期有关？这么小，真不可思议。

空山：应该是先天肝郁导致的吧，没见过。

丙 ：我邻居的娃也是6岁左右诊出肝癌，然后做手术换肝，两个月前走了。

丁 ：我邻居家也有个三岁的娃得了淋巴癌！听到都觉得害怕！

空山：淋巴癌是比较难治的癌症了。

丁 ：是的，淋巴全身都有，不像肝癌之类的，切了或者换了就行！

空山：你这个观点不对，肝癌不好治。大人小孩都不行，切了也不行。

空山：大人的淋巴病好推断，基本上是熬夜生气导致的。小孩的癌症，以我有限的知识，只能推断说是因果病或者先天病，其他不敢说了。

戊　：我觉得和家庭氛围和教育肯定有关。妈妈心情不好也会影响
　　　孩子。

按　：郁发为怒。以上部分为病在肝，《素问·调经论》曰："肝藏
　　　血……血有余则怒，不足则恐。"小儿肝郁常见为先天，先天
　　　肝郁病在母亲。

115. 伤心

空山：按天时推算大人小孩近期会特别伤心。

甲　：我家娃很明显，最近情绪不好。我以为是刚开学不适应导致。

乙　：哥哥有注意保持运动，身体状况和脾气看着还行，妹妹晚上睡
　　　觉就很折腾。

丙　：我家娃昨晚和今早都大哭一场。

乙　：说起哭…也是…昨晚儿子因为我睡着没有陪他玩…半夜妹妹哭
　　　他也哭。

丁　：我娃最近几天也容易心情不好。

乙　：那还是得出去走走…舒发一下。一个在肝一个在肺，一个升一
　　　个降。怪不得晚上哭…降不下去呢。

空山：不错，学的很好。

乙　：所以周日早上得带出去跑跑才行！

116. 伤心

甲　："大人小孩容易伤心"看了这句深有体会，有两天晚上特别伤
　　　心，难过得话都不想说，还觉得自己肝郁很严重，没得治了

空山：好吧，我来公布处方吧，甘麦大枣汤。专治女性和儿童伤心。

甲　：前几天晚上心情低落最严重现在已经好多了

空山：妇人脏躁，悲伤欲哭，象如神灵所作，数欠伸，甘麦大枣汤
　　　主之。

甲　：妇科部分刚看过一次我学得不好，觉得比较难理解还要再重复
　　　看才行。

空山：当然，还有无数种用法，我当然知道，就不告诉你。

乙　：妇人脏燥，善悲欲泣，小儿夜啼，不眠症。

丁　：知道现在是皮肤病季节，也知道是女人少儿伤心季节。温病，风温湿温春温暑温湿热加上各种皮肤病。

按　：《素问·解精微论》曰："夫志悲者惋，惋则冲阴，冲阴则志去目，志去则神不守精，精神去目，涕泣出也。"《素问·调经论》有"神有余则笑不休，神不足则悲"以及"悲则气消，消则脉虚空"，《灵枢·口问》云："悲哀愁忧则心动，心动则五脏六腑皆摇。"木不及不能化火，心气无源，容易伤心，可与甘麦大枣汤。

117. 悲伤

甲　：有的人比较容易悲伤。是肺的问题？在志为忧悲。这种怎么调呢？总感觉跟情志结合，就难治了。

空山：不难，从肺调。

乙　：这两天孩子突然很爱哭，尤其是睡觉时，哭到嗓子哑了。过年放假也找不到靠谱的中医。

空山：孩子调理不是一两天的事，很多问题要在萌芽状态处理。病急乱投医是不可取的。身体调理好了，碰上些小问题也容易处理。

118. 着急上火

空山：担心着急发脾气都不值得炫耀。值得炫耀的是帮助了多少人和又帮助了多少人。我最近批评人少了，相信很多人都在怀念被我狂喷的日子。好多人，骂一顿就醒悟了。

甲　：是滴。

乙　：有些人骂骂就没病了，这个我真信。

丙　：其实我理解刚才那位妈妈的着急，拉了又肚子痛，肯定着急，家里老人肯定讲很多话。

丁　：着急是为啥？事情的规律是需要时间的。不可能点一下就出现效果。点石成金，那是传说。

丙 : 老公是最着急那位，两天看不好，直接把你当庸医，好在奶奶
还算淡定，可惜也是个不懂的。

丁 : 多带孩子在户外走动，广州这么好的天气，正午的阳光就是最
好的药。

丙 : 所以找到一个信任的医生是何其困难。

丁 : 身体健康、心理健康，是必须同时存在的。你不要急。人生该
你要走的路，你一步都少不了。内心的平静和喜悦，是人的最
大的财富。

按 : 说说着急焦虑（身心一体）。

心气高的人，容易着急。《灵枢·五癃津液别》曰："心系急则
肺举。"着急久了，心气老飘着，肩膀就抬起来了，耸肩，心
脏没有两侧肺叶的支撑，《素问·痿论》曰："肺者脏之长也，
为心之盖也。"从阴化，人就容易心慌心悸，从阳化，人就容
易焦虑烦躁。再久了，下腹寒冷，肚脐寒冷，后腰命门气衰，
腰骨就该错位了。

心气高的人，就看做事，做事踏实，问题就不大，这叫能上能
下。最怕眼高手低，光心气高了，做事也飘，心气就下不来。
学会谦卑，气下去了，锁骨就慢慢降下去，气也很难起来了，
良性循环。比如去庙里跪下去，你拜的是佛吗？其实是你自
己。心下不去，人跪不下去。

天地君亲师，要拜，拜的不是他们，也是自己。你心里有天
地，有君亲师，自然拜的下去。拜不下去，是因为心里没有。

119. 焦虑

甲 : 我们也是这样走过来的，焦虑妈妈通过跟随空山学习，慢慢的
神定下来了。

空山 : 记得以前有个妈妈，特别好玩，看了医生嫌效果不好，介绍好
医生给她嫌贵，介绍便宜又好的医生给她，又嫌远。我整理了
当时完整的聊天记录，后来想了再想，还是没发出来。

丙　：多贵多远都得看，只要有效果就可以。

丙　：心里没个正主意，不敢做接受和选择的决定，只好通过拒绝决定解决困难和忧虑。

空山：当时是积食了，让她停肉，她说孩子只想吃肉。

丁　：这种妈妈还挺多的，我认识的就有几个。

戊　：让艾灸，说烟臭。让推拿，说娃不配合。让喝姜汤，说太辣。让吃药，说药太苦。让多跑跑，说没空。

空山：是的。典型的神乱，心力太弱。

戊　：我曾经就是这样的妈妈。

丁　：时间久了，感觉她们只是想找听众听她们说话，不是寻求改变的。

空山：其实没有任何意义，只是传播负能量而已。

·第三· 神乱

神乱就是神不自主。《灵枢·本神》云："怵惕思虑则伤神，神伤则恐惧流淫而不止。"《灵枢·大惑论》云："目者心使也，心者神之舍也，故神精乱而不转，卒然见非常处，精神魂魄散不相得。"神乱有阴阳两面，阴者，抑郁也，自闭也。阳者，贪嗔痴慢疑之重者也。神不自主通常不是光用药能解决的了。举例，相思病，贪官病，怨恨病，强迫症，多疑症，喋喋不休唐僧病。神不自主，生活中有不少，比如怨恨病，有事没事怨老公，怨了一辈子，成了潜意识。神不自主，临时性的不难治，怕的是长期性的。

120. 神不自主

空山：最新研究所得，劳累耗神，情志伤神，最难是神不自主。神不自主通常不是光用药能解决的了。举例，相思病，贪官病，怨恨病，强迫症，多疑症，喋喋不休唐僧病。

甲　：神不自主是说有时候自己也控制不了自己是吧。

空山：比如这个怨恨病，有事没事怨老公，怨了一辈子，成了潜意识。

甲 ：我试过不知道算不算，知道不对，但是一旦开始有时候会控制不了自己，看书看到好看就会想看完看到半夜。

空山：神跑进书里了，临时性的不难治，怕的是长期性的。

121. 六神无主

空山：要讲讲玄学不？如果有人说话六神无主，无休止的问题和重复，大家猜猜出了什么问题？

甲 ：强迫症。

空山：最近开始初步学会判断玄学问题了，这类人多数就是有玄学问题。

122. 叫魂

甲 ：七个月宝宝受到惊吓，不停哭，喂奶都止不住，见到人就哭，应该怎么办？

空山：先反思为什么会受到惊吓吧，然后找个人叫叫魂。

乙 ：还真有叫魂这回事？好神秘的感觉。

丙 ：有吧，我们农村就有的，只是现在的人都把这些叫迷信。但如果真是吓到了，找那些专业人士把魂收回来，立刻见效。

丁 ：我们家的也叫过。

乙 ：想起来了，确实民间有很多会这异术的高人，只是我见到的不叫喊魂，应该就是一回事。

丙 ：每个地方说的词不一样，我们那叫收吓。

戊 ：也有人说连续三天傍晚去到孩子吓着的地方，叫孩子小名：XX，回家啦～～，一直叫到家里：XX，到家了。

丁 ：我们家小时候被吓到，奶奶的做法：天刚黑的时候，老人家在门外喊：xx 回家了吗？妈妈回答：回来啦～叫两三遍，叫几天试试。

甲 ：请问除了找人叫魂，现在有什么措施可以做吗？

空山：摸摸小囟门，安抚一下宝宝。

戊　：有个妈妈抱着孩子在门口阶梯摔倒，大人和孩子都受惊了，我和同事一起把她们带回店里，帮孩子揉四神聪，揉了十五分钟然后一直抱着孩子摸头顶，小孩哭了十来分钟就睡着了，妈妈说醒来之后没有吓到。

甲　：谢谢大家，我试试。

123. 掉魂

甲　：怎么判断掉魂呀，我儿子现在晚上睡觉经常哭醒，嚎很久。

乙　：多大？

甲　：一岁五个月。

乙　：我儿子以前半夜也哭，大点就好了。

丙　：立春那晚我女儿也半夜起来哭。

丁　：我家小宝有时半夜说梦话，还打人，不是她被吓到，是我被她吓到。

按　：可以试试夜惊方。以上部分为受惊部分，受惊为病在心，所谓心惊胆战之心惊也。

124. 抑郁症

甲　：抑郁的症状和抑郁的情绪是不同的。

空山：最好提前治，严重了就不好治了。这个病是在神，一旦严重了，人容易多疑，多疑就不好配合了，总觉得医生有别的想法。

空山：还有，这个病有一类是不能治的。

乙　：哪一类？

空山：自己招邪的不能治。

125. 抑郁症

空山：很少有人能从痰的角度来认识抑郁。抑郁的人，有很多是神气被痰压住了，胆气弱了容易生痰。比如一身是胆的李云龙，不可能抑郁的，碰上想不开的事，去他娘的，老子就这么干。土是土了点，但是合道，合自然。

甲　：请问是否胆小的人容易抑郁？

空山：胆小多痰。

戊　：多痰的人容易抑郁。为什么会有痰？气血的运化能力不够呗。

乙　：我赞同，我觉得我家婆也是，现在偶尔有时会神志不清，胡言乱语，尤其是受刺激后！

丙　：是不是性格大大咧咧就不会抑郁啊。

空山：嗯，不过这个容易三高。人没有绝对好的体质。

丙　：哈哈，三高比抑郁好些。

空山：别讨论了，再讨论有人就会对号入座觉得自己抑郁了，享受好每一天就是了，怕什么，人总是要死的。

丁　：还是看人…我记得我生妹妹之前最后两个月，人又累，啥都没精神，对比对比轻度抑郁，貌似都重了。然后就想，不能抑郁哇，就调整工作，多运动，多出去找好朋友聊聊天就好啦。

戊　：我公公，小学文化，粗人一个，饮食不注意，病也不少，但是心态特好。

己　：人生唯读书与运动不可缺，能做到的，感觉心智没什么问题，我的领悟。

庚　：读书是让自己面对傻逼时可以让傻逼闭嘴，运动是让自己碰到的傻逼的壮汉闭嘴。

按　：强迫症和抑郁症以及喋喋不休，皆五神不能自主之表现也，魂魄意志神也。《灵枢·本神》曰："生之来谓之精，两精相搏谓之神，随神往来者谓之魂，并精而出入者谓之魄，所以任物者谓之心，心有所忆谓之意，意之所存谓之志，因思而远慕谓之虑，因虑而处物谓之智。"

126. 自闭症

甲　：今天有妈妈在问三四岁的孩子自闭症应怎么治疗，我觉得挺惊讶的，这么小就给贴标签了？

乙　：自闭症不是标签吧？

丙　：确实有很多孩子的自闭症都是大人给贴的标签。太内向不是自闭。

丁　：自闭症，多动症，这个症，那个症都是西医给加的帽子。

空山：神闭了，多数是天才。比如王阳明。四岁之前没讲过话。一开口就了不得。

丙　：我朋友在她女儿一岁多时就怕是自闭，找过医生看，说不是，因为一直不会说话，只是语言发育太迟。

丁　：自闭症什么的，与玄学有关联的。

空山：之前番禺那个搞死小孩的基地就是这个理论，各种训练，还出书。很多所谓的教育训练康复训练，根本是扯的。就像喝水训练提高喝水量，睡觉训练提高睡眠质量一样扯。

戊　：我觉得玄学应该也有可能。

空山：神被压住了，得解开。

己　：得看被什么压住了。一般晚上啼哭那样的，用小米收收惊可能就好了。可是自闭症就没那么容易了。

己　：自闭症是失神之症得把神找回来。对不？

空山：玄学毕竟少数。玄学问题找玄学的人吧，反正别折腾孩子就好了。

127. 自闭症

甲　：自闭症没有器质性原因吗？我有个同学研究大脑的曾经说过，如果能改变人的记忆也许可以治疗自闭症，改变记忆需要有器质性改变。当然这样又有些伦理问题在里面了，有的人会认为这是违法自然的。

空山：有的，自闭和抑郁中的一部分病人，在一定阶段，有一块头骨是凹陷的。所以我说是神被压住了。处理完玄学问题，可以通过手法把那块头骨调起来，然后再用汤药，把神强壮起来，撑住那块头骨别再凹陷。但是很显然，需要至少三个以上圈内顶尖高手的合作。一是玄学高手，一是徒手整形高手，一是内科调神气的高手。要这类人合作治这种病，一般人是别想了。

空山：所以呢，在这里我也只是说一句，让大家明白，很多病中医不是不能治，只是需要的条件太多太复杂，所以通常都是一句缘分了事。还有，顶尖的中医世界，比大家想象的要好玩，想来玩的，好好提升自己。

128. 多疑

戊　：用人不疑，疑人不用，这么纠结就换医生好了。

甲　：不相信就换一个医生。不需要纠结。不同医生思路也许不一样，思路一样用药开方不一样也正常。觉得不相信就换个医生。不然心里怀疑药吃了效果也不好。

空山：我上次有个总是半信半疑的病人，我的做法是，一个月诊金一千，他就信了。结果效果还挺不错。他有个逻辑，就是收费越贵，效果越好。顺了他的逻辑，神就安定了。抄经，站桩，休息，节食，节欲，全部做到了。基本不打折扣。现在已经基本步入良性循环。

乙　：在汕头村里的老中医就收20，就几种药，效果好，我是挺信的，跟钱无关。

空山：信谁就看谁，不信就别看，不就是汕头吗？开车去。打飞的全国找医生的人，多了去了。

· 第四 · 　怡 神

一鬼托生，冥王判作富人。鬼曰："不愿富也，但求一生衣食不缺，无是无非，烧清香，吃苦茶，安闲过日足矣。"冥王曰："要银子便再与你几万，这样安闲清福，却不许你享。"安闲清福，甚难得。——《笑林广记》

以上故事可知，人生难得一闲字，而人神最好清闲。是以闲心怡神，治病之法，偷得浮生半日闲。《素问·生气通天论》曰："苍天之气，清净则志意治，顺之则阳气固，虽有贼邪，弗能害也。"《素问·至真要大论》亦云："夫阴阳之气，清静则生化治，动则苛疾起。"

129. 传统相通

空山：内家拳，中医，丹道，古琴，最后都是相通的。

甲　：您能仔细再给说说么，上次您说到站桩是养内脏的气血，那什么运动可以养筋骨的气血，内家拳法可以么？

空山：一把好的古琴，可以振动你的全身，嗡嗡嗡。

甲　：这几个说到的都可以养心调神。

空山：丹道是从内而外，内家拳是从外而内。

乙　：我想知道怎样让自己静下心来，听经文我是越听越烦躁。

空山：放空自己，自然能静。内家拳，中医，丹道，古琴，这四个东西，得结合着来。硬听是不行滴。真东西，你得慢慢自个儿熏，慢慢就能熏出来了。就像一块石头，慢慢磨，磨啊磨，就出来和氏璧了。

130. 古琴调神

甲　：今天刚好有听到古琴，带给我身心比较愉悦的感受。在中医上有音乐可以调理人的身体的吗？对那个古琴能治病什么的，我还是有怀疑的态度。

空山：说一下古琴治病。

　　　有个去北美的古琴师（五音堂郭原），破解了灵枢阴阳25人和古琴的关系，开展了古琴治病的实验，据说效果不错。我自己有幸摆弄过一张极好的琴（当然我不会弹），发现古琴确实可以治病。就说调气吧，从一弦到五弦，随便拨弄都有收心肺之气的感觉。心浮气躁的人感觉尤其明显。曾尝试过去寻找答案，发现应该是共振。

　　　好的琴，普通人随便弹，都可以整张桌子随着共振。好的琴师，配上曲子的角徵宫商羽调子，确实可以通过古琴的共振来调理人的脏腑。但非常遗憾的是，这个方法对古琴依赖较大，播放器播放的古琴乐曲，往往没有这个效果。

　　　因此，很多网页所谓古琴曲治病的尝试，个人不以为然。另外，很多网页的古琴曲，角徵宫商羽五音五行分类都是错的，连我这个外行都能听出来，所以感觉无非是个噱头。

古琴曲的选择，本身就是中正平和清灵为主，调神效果是不错的。如果配上唱词，用古代的唱法，确实可以用于调神。但很遗憾的是，今人过于重视技巧指法的运用，琴声中木火之气太旺，忽视了琴本身的君子之气，令人遗憾。

乙　：所以华德福幼儿园老师都建议家长直接给孩子唱歌而不是用工具播放音乐，就是这个道理吧？

丙　：华德福建议用声音唱，是考虑到我们说话传递的有对话内容，有情感，还有这个人的心理活动。这样仔细品味都可以感觉到，孩子很敏感，机器只能传递内容。关于传统的部分，第一次听到，古人真聪慧，我们大多数人只能看到便捷舒适。

戊　：有一年听新年音乐会，真的是绕梁三日，好几天心里还是那种感觉。不过也是看乐团，也听过很业余的，也是在星海，听了一半就出来了，完全不是那么回事，震得我五脏六腑都疼。

丁　：看到大家聊及古琴，可治病可调气，忍不住想分享一下我的心得，我以前半夜至少醒来一两次，自从学习吹笛，睡眠质量好了很多，半夜没有再醒来，一觉睡到天亮。就也是空山说到的，收心肺之气的感觉吧。

空山：这都是辅助用的，主要还是养生，修身养性调神用的。真的用来治病，还是慢了一些。写字画画也是如此。玩不起琴的，写写字总是可以的。

丁　：是的，修身养性调神，增强自身免疫力。

空山：这种天气，音乐疗法什么的，远不如去郊区山顶上喘口气。

131. 养神

空山：精气亏，一般的医生也帮不到你。要学会两件事，第一，安静；第二，无聊。其实用练字画画弹琴来养精气神是有诀窍的，等有机会讲书法的时候，我会讲。

甲　：真是无巧不成书，最近刚开始学书法，没想到居然可以治精气亏。谢谢老师指点！

空山：但你肯定用错了。

甲　：孩子练习书法是不是也可以养精气？

空山：看老师怎么教啦，其实齐白石那句话就讲了养神之法。齐白石说，作画妙在似与不似之间。写字贵在中正流畅，其他次要的。为了像而写，就是有所求，养不了神，定不了心。

甲　：练习多后我发现，字写得好与不好，像与不像，和写字时的心境，气的顺不顺，还是很有关系的。大凡写得好的，心境和气都是同样进步的。

132. 书法养神

甲　：空山说孕期和产后要多养神，怎么养神啊？我感觉空着不做事，发呆好无聊哦。看看书，写写书法，算不算养神呀？

乙　：睡觉。

甲　：睡够时间了，也就睡不着了，也没办法一天到晚睡觉啊？

空山：发呆。

丙　：发呆也是养神。

甲　：发呆好无聊，我停不住。一有空总想找点事情做。可是真的觉得气不足，神不够，昨天一堆人在我眼前晃，回家时神感觉都不在身体里了，晚上发呆又呆不住，看手机又觉得无聊，写了几张书法，感觉神回来了点，舒服了点。

甲　：但好像书法也费神。一想到产后有一个月要啥都不能做，发愁了。

丁　：不知道孕妇适合打坐姿势不？不然坐着也行，闭眼睛放空自己。可以简单认为是坐着睡觉。那个月好好休息就是了，照顾好身体才是最重要的。

甲　：整天啥事都不做，光发呆也很无聊。我记得一胎时就总是睡觉，睡到无聊了。

戊　：当时孕期消化不良，打坐后好很多，肠胃舒服了，人也爽快很多

空山：写字，不用神写，可以养神，弹琴不用神弹，可以养神。

甲　：我的层次还比较低，只会看帖写。用神写，是不是说用心去研究字怎么写？

空山：不用心，不用神，无所求。写字就是写字。这个心法，会了以后，每天家务做三遍，都养神，不过这个需要练。

甲　：明白了，就当随便写写，不要想着要特别写得像，把自己投入到那个状态中，是吧？

空山：这其实是佛家的止观。放空心神做不到，就先做到专注一物。关闭其他线程，单线程就很不错了。

甲　：享受那个过程，不关注或强求结果？

空山：心中无它，专注当下。吃饭时吃饭，睡觉时睡觉。写字时写字，家务时家务。这样，心神就养。

甲　：明白了。

空山：问：如何用功？禅师说：饿了吃饭，困了睡觉。问：一切人都是这样，跟大师您用功一样吗？禅师回答：不同。问：怎么不同？禅师答道：他吃饭时不肯吃饭，百种需索；睡觉时不肯睡觉，千般计较。所以不同。写字就是写字，何必理会什么楷行草隶篆，欧颜柳赵魏。

己　：说得好。有时候我就是蹲着用布擦地。就是这样擦了不想事情。以为擦了一个家的地很累，其实反而很松弛整个人。可以接着做很多事。而想着快点擦做其他事，就会很累。最后就反而做不了什么。

空山：心闲体累，最适合治白领脾虚。

133. 心经

空山：行者道：老师父，你忘了无眼耳鼻舌身意。我等出家人，眼不视色，耳不听声，鼻不嗅香，舌不尝味，身不知寒暑，意不存妄想，如此谓之祛褪六贼。你如今为求经，念念在意，怕妖魔不肯舍身，要斋吃动舌，喜香甜嗅鼻，闻声音惊耳，睹事物凝眸，招来这六贼纷纷，怎生得西天见佛？《西游记》

空山：事上心头，想想心经。

甲　：那出家人到底在做什么呢？

空山：剪径大王道："我六人一个唤做眼看喜，一个唤做耳听怒，一个唤做鼻嗅爱，一个唤做舌尝思，一个唤做意见欲，一个唤做身本忧。"悟空笑道："原来是六个毛贼，你却不认得我这出家人是你的主人公……"于是把这六个毛贼一个个尽皆打死。《西游记》

空山：看见没？悟空，就把眼耳鼻舌身意六贼全都打死了。明心见性。今天讲这个，还是回到心经上，今年要注意。别多心，要少心。

乙　：意思就是少操心，少思考吗？

丙　：少管闲事，做好自己，我觉已经很不错了。

丁　：应该是向内求，不要对别人的话多心。

空山：对，别多心，凡事往好了想，我也一起努力，咱们营造一个氛围。平时都知道，事来了都收不住，我等多数是凡人。所以王阳明说，事上磨心。佛家也说，事上正当修行。

戊　：凡人都想避开凶险，避开事端，其实反过来想，每次的祸都是对自己的磨练，练心练意志练定力，既然来了，就受着，既然受了，必然会有收获，祸兮福之所倚，福兮祸之所伏。得失本无定数，全在心。是这个意思吗？

空山：基本上是的。

戊　：凡事不能赖天，天地人和，人就是天地，还是我心浮躁。

空山：再反思，收获虽然大，还是身心疲惫不划算。继续反思，就到了这个意思了，可能是祸，可能是福，取决于你怎么看怎么想。医学上讲总归是劳心劳力，修行上讲就是事上磨心。事来了，避是避不了的。不说横眉冷对，至少坦然面对。

戊　：总归过去了，你也熬过来了，所以我觉得你就是一个奇迹。

空山：事赶事赶出来的，也是咬着牙扛。

丁　：受了受了，受才能了。

空山：是啊，受才能了。

己　：许多时候需要苦中作乐。

空山：也不是，我的感觉，事上磨心，就是把苦乐都看淡。我试过复习的时候，看一会儿书看一会儿动画片，没用，反而乱了心。就是看淡，淡了心就静了。

134. 抄经养神

甲　：春天容易冲动。

空山：气足冲动的，每天抄清静经，气弱的抄心经，每天抄十几分钟。

乙　：容易冲动是气足吗？

丙　：气弱又容易冲动的怎么办

丁　：抄心经去。

丙　：我是气足还是气弱？

空山：两个一起抄，抄之前喝点生脉饮。

戊　：我今年也打算抄心经。

空山：拿毛笔写小楷，静不下来写不了。

己　：我每天念几遍经。听说念经耗气不知是不是，但确实前些天下班坐地铁，站一会就晕倒。

庚　：那是体质差，跟念经没关联吧。

壬　：体质差的不要念地藏经和金刚经。

辛　：我妈每天早上念经，感觉她越来越中气十足的样子。

壬　：抄经的时候，把经放在心里，一个字一个字的写好，写端正，要怀有恭敬心，不要为了赶任务随便抄。抄多少遍，跟效果没关系，怎么抄，才有关系。不能一心二用，三心二意。安安静静地抄。公交上，不需要纸笔，拿手写，也可以，在于心，不在于形式。更不要为了让自己运气好点，或者为了财，为了健康而抄，不要有所求，抄经就是抄经，安静做好一件事，即可。

辛　：之前我生孩子临产之前，我妈都会要我念地藏经。不知道她什么逻辑。我觉得心经比较好。

壬　：念了就念了，这也是你小孩的缘分。

空山：毛笔好一些，毛笔像是心，灵活多变，你得控住它。

戊　：原来习惯用硬笔，下次试试用毛笔。

空山：抄经只求心静，要无所求。成人不适合朗诵，小孩子适合。小孩子一股少阳生长之气，朗诵可以助生长。成人气宜养不宜耗，读书宜低声吟诵。反之一般会生病。

135. 劈柴——体累心闲

空山：要是有个院子，教大家劈柴，治脾虚肝郁最合适。

甲　：以后空山开医馆，进门一堆木头，看病先劈柴。

乙　：我家有院子，来我家开个劈柴班。

空山：可以考虑。找人采购木材，砌个灶台，劈完了炖鸡炖肉炖鱼。

甲　：直接在院子后面种一堆树，先去砍树，再把树劈成柴。

丙　：不是要素食？

空山：体力劳动者可以肉食。

丁　：上周人觉得很累，于是这周早起送完儿子上学，趁还没到点上班就站了一下混元桩。后来还挑战了三体式。按呼吸只做了一点点，但是整个人精神多了。孕吐和腰酸、累啊，都没了。

戊　：孕妇也可以站桩啊？

丁　：建议不站，我比较乌龙，站了很久才知道怀孕，习惯了。

戊　：我觉得也是，孕妇素食养神就好。

136. 调神

甲　：打坐，我的腿很硬，单盘都很勉强，不要说双盘了。

空山：你长期郁，导致肝气急，所以筋脉拘急，盘不了腿。

甲　：这样哦。要怎改善？站桩？

空山：第一，调心，第二，调身，多到户外运动，吃不吃药你自己定。

甲　：怎么调心？

空山：布施，不是钱，是心。很多人去买貔貅，只吃不拉，那就全身都堵住了，这个是很搞笑的。

甲　：这话有点玄。

空山：要布施，才能把身上的郁气排出去。我说直接了，怕你受不了。

甲　："布施，不是钱，是心"是指凡事看开点？

乙　：布施是对的，用心布施，才会真的开心。

空山：布施有三种，财布施，身布施，法布施。对你来说，身布施最好，在此之前，要有心去做才行。

戊　：就是天下大同，把任何人都当作你的亲人爱护。

空山：你说的要求高了，你这是宗教的要求，我只是借用来调神而已。说到这里吧，剩下的自己悟吧。

甲　：我得好好参透。

空山：凡事太计较得失，肝气就会拘急，顺其自然，肝气自然松开。

丙　：存好心，做好事？施比受更好？但是现实中很凶残的，有时反遭人算计。

空山：得得失失，一时一地又怎么分得清。

甲　：我是觉得，凡事但求无愧于心，你尽了自己的本份，至于人家怎样也是没有办法的。有时你对人好人家未必对你好。

空山：布施是为了自己，何必理会别人？

丙　：是的，日常工作中太多的纷争总会左右自己的心情，看来真是自己修行不够，放下心来，还是打坐站桩去吧。做好自己，布施，谢谢各位指点。

甲　：改变自己性格是比较难的，本性难移嘛。只能遇事多提醒自己看开点啰。

丁　：最简单的早睡，亲们做到了吗？

空山：修心，可以去读读心经或者清静经。

戊　：人为什么觉得我对别人好，别人不接受？其中一个原因就是你觉得好的别人未必觉得好（试问我叫你吃素，你能身体力行接受吗；叫小孩少吃肉防积食，小孩能不觉得你是坏妈妈吗），另外一个就是别人心情根本就不好，你还唐僧念、悟空骂的，能逗人开心吗？还不如试试八戒哄、沙僧默（沉默），等人家心情好了，不是更容易接受你的意见吗？你对别人好，就期待别人对你好，这本身就是有个期望值在里面，叫动贪念，就会生气，生气了人家会肝不舒吗？不舒的是你自己吧，身布施就是做善事不求回报，一有求回报的心，又达不到，就肝郁了。（有善人之行，无善人之量）。

甲　：嗯，天要下雨娘要嫁人，随他去了。

空山：人生在世，不是完人，所以各种不适。修心修身都是为了自己人格的完善。之前说过，古之学者为（wéi）己，今之学者为（wèi）人。我们做这些，不是为了别人的回报，而是安自己的心。

戊　：说到舒缓心情，要从让自己不舒缓的源头来发现，先接受再觉察后改变，觉察不良情绪的来源，有些甚至可以追溯到原生家庭。这是我的感受。空山说的布施我理解也是一种与外界连接的好方法，可以为之。对别人好，期待有回报。这种情绪模式从哪来？也许是从小就形成，说到改，如何改，源头在哪。

戊　：要这样想你就钻牛角尖了。

空山：从读经典开始。

戊　：一切源头在原生家庭。

空山：原生家庭就是因，现在是果。如果继续下去，因果业力就会在新的原生家庭继续。我相信对子女的情感可以让大家放下这些。

戊　：试着接受吧，我觉得自己改善很多。下一步读读经典。

空山：曾经很喜欢唐宋八大家的散文，读一读很能开阔心胸。喜欢儒家的可以去试试。比老是看道啊空啊什么的有意思。

戊　：我是有了孩子才反观这些。

己　：看清楚因，才能更好帮助达成好的果。如治水，宜疏导，不宜一味堵。觉悟特别高的高人，不在此例。观自在，先观而后知。

空山：是的，所以要读经典，就是拿经典当镜子，来照自己。以人做镜，可以明得失。

庚　：肝郁这个解释好玩。但行好事，莫问前程。

甲　：也不全是原生家庭的，我们生为人，有自己的责任。上面你们说得太好了，随喜赞叹。

己　：不是说推卸责任，而是，每个人的行为性格小习惯都和原生家庭有密切关系，当弄明白了，就知道怎么处理。

庚　：原生家庭有可能对人有影响，可是人自身也有成长性，不能什么都觉得是原生，知道了尽量改，也是好事情。佛教所谓的忍辱精进，在个人修为上也就是自我的完善。可能都会觉得李嘉诚作为老爹很好，可是也未必你就能当得了李嘉诚的孩子，个人自有因果福分，珍惜福分。

甲　：一个朋友说的，我觉得很意思。"归因于外（家庭创伤论之类）的老师特别受到欢迎，归因于内（自我认知问题）的老师特别不受待见。我觉得前者最可笑的逻辑问题在于，这个世界根本不存在十全十美的家庭与完全无创伤的家族史，貌似归因正确，其实不过是满足众人窥阴癖而已。后者自然正确，可惜世人基本无法接受，一切皆是自作自受。"

庚　：原生家庭会带给个人很多影响，这个我绝对赞同滴；世事无绝对，但你在那，就决定了坐标在那儿，至于是不是会和应当存在的坐标重叠，是另外的一个事情。

甲　：是的，当执着于某一边，就成了偏见；各种力量各种因素，各自因缘，各自了悟。

戊　：解惑是过程也需要方法，对我为什么成为我，想研究的人，试试内因外因都了解了解。最终能解惑舒怀就好。理不辨不明，有这个群多好。

空山：咱们群，一直以来修身为主，养心也不过是带大家读读经而已。不过往后，还是希望可以多一些修心的讨论。

按　：心理问题，中医说是神不定。所谓读经典，大学云：知止而后有定，定而后能静，静而后能安，安而后能虑，虑而后能得。知止，神自然就定了。

137. 调神方法：对治法

空山：有一个调神的法子，大家可以参考下。

"类似的情况大家都见多了，先生常教病人说的话总结如下：
一个字：贱。两个字：活该。然后是：我算老几呀？多管闲事
多吃屁！我出门就被车撞死！等等。语气也比较讲究，比如
'我算老几呀？'这句话，病人要说得发自内心，不可以咬牙切
齿地说，不可以用说反话的语气，也不许玩世不恭、用阿 Q 精
神的语气。"

注 ：转自网上贴子《大便很好》

空山：一个医生教的，对于神不太对的病人，对着镜子说，可以用来
调神，效果不错。

第四部分 相火篇

　　《素问·天元纪大论》："君火以明，相火以位。"相火，人身用完当回之精气也，若是不回，则四处作乱。聚在眼则眼红流黄，麦粒肿痛；聚在口唇，则口腔溃疡，口唇热疮，牙龈肿痛；聚在手脚，则手足疱疹；聚在膀胱，则小便黄赤；聚在咽喉，则咽喉肿痛，咽喉疱疹。相火虽易为乱，但其确是化阴之源，不宜杀只宜收。

　　收相火之食疗法，内服三豆饮四豆饮为主。兼有五官相火，可用金银花蒲公英煮水外洗。

　　"冬不藏精，春必病温"以及"温邪上受，首先犯肺，次传心包"。

　　《素问·生气通天论》："冬伤于寒，春必温病。"《素问·金匮真言论》："夫精者身之本也，故藏于精者，春不病温。"而叶天士·《温热论》有云："温邪上受，首先犯肺，次传心包。"

　　相火秘藏是沿任脉下行，冬不藏精，是精气没有沿任脉下行而秘藏，虚浮在上，感受温邪，就会更逆。首先犯肺，次传心包，心包就是膻中，肺就在膻中两侧。

　　那么犯肺怎么犯的？如果是发于内，那么必然是气从下而上，先入心包，而后入肺。那么首先犯肺，次传心包，就必然不是发于内，而是发于外。

　　那么让我们继续看看如何发于外。金生水的生水之处，就在毛孔皮下。所以，比如人在干燥的地方，不停的喝水，就是没有尿，汗也很少，因为气态从毛孔都出去了。之所以不化，一是毛孔没有闭住，要维持体表的湿润，就需要不停的补充体液；二呢，是气化水，得有寒，体表最冷啊（因为距离心脏最远），体内水气循环到体表以后才会化水。

　　气化水呢得有寒，气遇冷才凝，肺里如果都是热的，怎么凝？只有到体表才能凝，如果体表不寒，根本化不了水。凝了以后，就是津，所以体表皮下都有津的存在，一直在滋养皮肤。故《灵枢·五癃津液别》曰："三焦出气，以温肌肉，充皮肤，为其津；其流而不行者，为液。"发出来，就是汗，《灵枢·决气》："腠理发泄，汗出溱溱，是谓津。"所以说，大汗伤津，不发出来，就循环去肾。

所以，温病的外邪引动之处，在皮毛，金生水出现障碍，所以温病容易出现皮毛之病。然后从皮毛而引起肺逆，所以说首先犯肺，次传心包。

138. 相火

甲　：最近陪孩子吃素，孩子咳嗽都好了，我一阵口腔溃疡，一阵牙齿肿痛，一阵干嘴唇，这是属于相火不降么？

空山：对的，你入门了，但是这个不止虚火还有实火。

甲　：我就快天天白米饭了。

空山：三豆水搞不定了，还得通大便。大便不通，牙齿不好。

甲　：我也想到下面不通，上面火下不去。

空山：看吧，懂了相火，就知道好多你不说的事。

甲　：我是不是可以来点四磨汤了。

乙　：相火和虚火有什么不同？

空山：相火多数是虚火。

139. 相火

壬　：2016 年南方因天气异常埋伏下了隐患，冬不藏精，春必病温。今冬温病已经开始肆虐。明年丁酉年本已木不及，如此继续，到来年春天，人一身生机应发而无力，郁而为热，不仅身体，而且情志也会出现大问题。加之庸医乱治，一大批人体质会被严重削弱。天气不德，只能自救。从今天开始，多静，少动，清淡饮食，多站桩，静坐，少看手机，能早睡尽量早睡，为明年春天生发蓄力，方能平安度过。如有病热之势，尽早处理。上火也为自身阳气，不宜削伐，而宜下引回收。

空山：来年相火妄动，必多温热之病，担心成疫。今冬多煲熟地麦冬莲子之类汤水，早睡晚起，以助封藏。

戊　：熟地麦冬莲子之类，能拆成三四种汤水呢，轮着喝呗，哪个好喝喝哪个。

空山：去芯。

甲　：上次大便过后牙龈真的不疼了，豆水继续喝了几天口腔溃疡还在但也不疼了。现在一个大白泡搁那给它慢慢好吧。

乙　：口腔溃疡上松花粉蜂蜜，浓浓敷一会再喝。

甲　：对了忘了还有这个，它不疼我就谢谢它了。

140. 温病

甲　：几年没发烧，这次烧到 39.2℃，什么节奏？

乙　：我今年也是，好几年不发烧了，今年发过两次烧，38℃ 多吧，不清楚是什么情况。

甲　：我一开始就 38.5℃，后面继续飙升，浑身酸痛。

空山：冬不藏精，春必病温。

丙　：群书里也看到说温病，温病到底是个啥东西？

空山：温病就是相火不藏。

丁　：冬不藏精，春必病温。请教冬天怎么样藏精，有具体的方法吗？

丙　：冬天不冷，有办法人工藏吗？

空山：早睡晚起，少看手机，住低楼层，离山近点，多做下肢运动。

戊　：多做下肢运动，给大家一个建议，跪式擦地板，昨天试了，感觉经血活络很多。

空山：还是下蹲比较靠谱。

戊　：很多人下蹲做不对，腰疼，膝盖也疼。

空山：要学的。

141. 温病

甲　：2017 年是容易发生温病么？

乙　：现在是暑病。

空山：温病是个伪概念，是不懂内经的人搞出来的。阳不藏为温，随天时而发，仅此而已。

甲　：又被报纸宣传误导了。

空山：不是的，教材这么教，专家这么讲，报纸尽了本分了。只是专家的水平嘛，你们想想就知道了，肯定参差不齐。

按　：三豆饮是中医鼻祖扁鹊给痤疮患者开具的知名药方，原为红豆、绿豆和黑豆三种豆子。我这里说的三豆饮是圆运动中的方子，采用的是黄豆、绿豆和黑豆。因为三豆中的红豆虽去湿，但同时也伤津液，不可常用，换黄豆为宜。三豆饮用于小儿痘疹、大人温病，疗效确切安全稳妥。

温病痘疹都是木气疏泄之本气病，本气自病。就是说在大气变动、木气疏泄的时候，自身的木气随之异常疏泄起来，相火腾逆不下降，发为大人高热或小儿水痘麻疹。大人温病以汗解，小儿温病以疹解，病理一致，治疗相同。

以上内容《圆运动的古中医学》中有详细介绍。

142. 相火

空山：近期牙痛，咽喉肿痛，都是相火不降。还是初之气厥阴风木和少阴君火所导致的。

甲　：我正想三豆饮行不行。

空山：乌梅三豆饮也可以试试。

乙　：一开始有点嗓子痛时候还在想能用什么食疗，结果没想起来三豆饮，只想起来穴位按摩。我每年春天这个时候都要长麦粒肿，或搞下嗓子疼，虽然饮食上已经非常注意辛辣刺激的绝对不吃，但都逃不过。

空山：体质需要调理。

按　：冬不藏精，春必病温。温病者，相火不降也。

· 第 一 · 咽 喉

143. 喉咙痛

甲 ：喉咙化脓，肿大，伴发烧，有什么成药可以用吗？

空山：去药店扔个铜钱，碰上哪个用哪个。

甲 ：不开玩笑。

空山：你这个问题不是在开我的玩笑吗？

乙 ：你也是给空山出难题，没说明情况很难的嘛。

甲 ：着急没说清楚，从初一开始隐隐左边喉咙痛但不严重，通过按摩穴位啥的控制住了。然后就开始右眼长麦粒肿，按摩耳尖也基本控制了。前天傍晚突然嗓子右边疼严重，夜里就发烧了，舌苔厚腻。今天烧低了点，但是嗓子还是疼的不敢咽口水，有化脓点。没吃药，就是多喝水，给大椎刮痧，用了藿香正气水贴肚脐。请问继续该如何处理呢？

甲 ：口干有点口苦。请原谅发烧头昏。

空山：小柴胡两包煮菊花20克试试看，一天三次。

144. 喉咙痛

甲 ：三岁多小孩，舌苔看来没什么食积，流清鼻水有时白色鼻涕，有点喉咙痛，煲葱白水驱寒，但喉咙痛怎么处理呢？

乙 ：陈皮甘草水。

丙 ：我想问老师，喉咙发炎发烧，可以判断认为是因为积食情况吗？家里奶奶教，喉咙发炎就水瓜壳煲水喝，我也是这么给孩子弄的，喝一两天倒是有用，不过有时候退烧之后会咳嗽。

空山：喉咙要分清楚，咽通胃，喉通肺，不一样的。

145. 喉咙痛

甲 ：我一到例假就容易上呼吸道感染，现在20克甘草10克桔梗和三豆饮一起上。

乙　：甘草20呀？我感冒上火喉咙痛，想着快点好，甘草15…就热咳变寒咳了。

丙　：炙甘草没那么寒吧。

甲　：我没遇到这种情况哦。

乙　：想着喉咙痛就用的生甘草，下次改炙甘草试下。

甲　：我们一家都是这样处理，从来没试过喝到咳的。

乙　：我体质虚寒。

甲　：我也是用生甘草。

按　：此案例用了生甘草变寒咳是因为患者体质虚寒，但如果单纯性的咽痛用生甘草不会出现这类问题。而少阴咽痛证的常见错误之一，就是用了炙甘草，这个情况下往往达不到治疗咽痛的效果。

146. 咽喉痛

甲　：今天记得有人说，要看病是在哪里。

甲　：只是生姜红糖水，生姜红糖陈皮水，生姜甘草陈皮水我还记不得区别。有空查查群书。

乙　：发烧用鱼腥草煮水也可以不？

甲　：问小雨或大佬们比较好。

甲　：鱼腥草好像是消炎的。

乙　：扁桃体红肿发炎引起的发烧，貌似鱼腥草水有用。但是鱼腥草是寒的，也不知道该不该吃。

甲　：甘草桔梗不是更好吗？

按　：少阴咽痛证的常见错误之二，是用了鱼腥草虚火宜收不宜清。

147. 扁桃体发炎

甲　：我每年扁桃体都会发炎那么几次。

乙　：扁桃体发炎用外治法也能治疗，但感觉不治本。

丙　：而且这种就是用西医的思想提纯出来的，真正的中医不会这么干。

空山：你除了气血虚，还有腰痛对吗？

甲　：例假第一天会腰酸背痛。其他时间少见一些。

空山：嗯，对的。

甲　：我好愚钝，老师可以说明白一点不？

丁　：我也是专业咽喉发炎几十年了，每次感冒前期就发炎，长脓泡那种我一般喝板蓝根，感觉有点效果，这样对吗？

空山：板蓝根错的。

按　：少阴咽痛证的常见错误之三，是用了板蓝根。鱼腥草和板蓝根都是清热的用法，但此处咽痛是虚火，不宜清热。

148. 扁桃体

甲　：家里人受不了我亢奋的扁桃体，小学毕业就做了切除手术的默默飘过。

乙　：家里人受不了我亢奋的扁桃体，出来工作就做了切除手术的默默飘过。+1。

甲　：当时医生是这么跟我家人说的，扁桃体就像是人体的第一道大门，好的大门是起保护作用的，但你女儿这个大门坏了！坏了就好的坏的都放进来了，扁桃体发炎没什么问题是老发炎就会引起别的并发症，还是拆掉的好。

丙　：门都拆了那不是更不好。

乙　：我是不痛，但是会有脓块出来，每个月基本是发烧喉咙痛一次。

按　：人之嗌口，有咽有喉，咽者在上通胃，喉者在下通肺。《素问·太阴阳明论》："喉主天气，咽主地气。"《灵枢·忧恚无言》亦云："咽喉者，水谷之道路也，喉咙者，气之所以上下也。"感冒咽痛是相火不降，郁在嗌口，久之阳气不能归阴，肾气空虚寒冷，容易腰痛。扁桃体属于咽。

·第二· 溃疡

149. 口角溃疡

甲 ： 请问娃嘴角溃疡是啥问题？

乙 ： 相火不降。

甲 ： 相火不降要怎么解决？

空山： 相火不降，就收相火呗。

150. 口腔溃疡

甲 ： 经常口腔溃疡是什么回事呢？好了嘴唇却又烂舌头，疼死了。

乙 ： 我用吴茱萸贴涌泉效果不错。

丙 ： 她问的是怎么回事。

乙 ： 应该是跟体质有关系。

丁 ： 湿热体质容易长口腔溃疡。

乙 ： 我这不是一下解释不清楚所以先给法子嘛。

戊 ： 再加上三豆饮。

丁 ： 我就长了大半年，反反复复，这才消停了两个月。

丙 ： 湿热体质可以导致好多病啊。

乙 ： 朋友说我是中焦运转不好，下焦不通畅，所以容易上火或者口腔溃疡，我之前也确实很为此头痛，不过后来调理了一段时间，加上注意饮食，下肢保暖，适当运动真的好多了。

按 ： 其实还是相火不降，后面各种方法都是降相火。

151. 口腔溃疡

甲 ： 吃热气的东西容易口腔溃疡，例如吃几颗荔枝就会嘴唇一个溃疡洞，别人吃一斤都没事。

空山： 相火不降而已。

乙 ： 我没感觉吃荔枝龙眼上火，尤其是龙眼，买两斤一天搞定，最爱吃龙眼。

甲 ： 那该怎么办啊？

丙 ： 三豆饮有效。上个星期忽冷忽热，口腔里面起泡，三豆饮三天，消下去了。以前往往消不下去，一个星期左右会发展成上咽疼，然后就开始感冒或者发烧了。

戊 ： 要快是吧？松花粉奇效。

丁 ： 脸上有痤疮也能用么？

戊 ： 痤疮没试过，口腔溃疡搽上立消。

152. 口腔溃疡

甲 ： 前两三天舌头上下长了三个溃疡，痛得要死。哺乳期不敢吃药，看自己舌尖和唇色都很红。结合群里普及的时下运气特点，我觉得自己应该是外热内寒，热是表象虚火上升，我自己琢磨着泡脚能把虚火引下来，就泡了两晚上脚，现在嘴巴里不疼了，溃疡基本愈合了。请问我用泡脚的方式在缓解自己的口腔溃疡，它们之间有必然的联系吗？

新雨： 有，吴茱萸贴涌泉也是一个道理，引火下行。

乙 ： 引火下行，神奇耶。

153. 口腔溃疡

甲 ： （用三豆饮帮别人治愈口腔溃疡）能帮到别人，首先要感谢本群。

乙 ： 口腔溃疡，用三豆饮也能治？厉害。

空山： 相火不降，可以用三豆饮参见前文三豆饮介绍。

·第三· 眼火

154. 眼屎增多

甲 ： 小孩突然浓黄的眼屎很多，是怎么回事？翻开眼皮，眼皮里面很红。

甲 ： 多大小孩？桑叶蒲公英煮水外洗，桑叶三豆饮内服。

甲 ： 三豆，是哪三豆？

丙 ： 桑叶三豆饮煮的时候桑叶和三豆一起下煮三小时吗？

空山：三豆二个小时，下桑叶二十分钟。

155. 眼睛上火

甲 ： 请问一下，宝宝上火历害，最近几天都是睡觉醒时，眼屎把整个眼睛都都罩住，睁不开了。

空山：蒲公英煮水洗，新鲜的更好。

156. 眼皮肿

甲 ： 宝宝眼睛时不时流眼泪出来，有点红肿，要涂什么东西呢？蒲公英水外洗可以吗？

乙 ： 蒲公英桑叶煮水外洗。

反馈：

甲 ： 用蒲公英水洗完好多了，但是还是会突然间痛（她闭眼哭），然后又红一段时间，因为家里只有备着蒲公英，我晚点试试加桑叶看。

乙 ： 有个过程的，我们也是洗了两三天好的，当中还反复过，但我们还是坚持洗的，在好转就说明有效。我们煮了冰糖桑叶三豆饮喝的。

157. 眼睛肿

甲 ： 同事的小孩一觉睡醒，眼睛莫名肿的只有一条缝了。去儿童医院看，医生啥也没看出来，居然说是孩子自己揉出来的。这说法他自己信吗？真是的。给了空山的方法，早上起来已经好多了，肿消了好多，这西医还真是僵化。

丙 ： 什么方法？

甲 ： 蒲公英桑叶外洗，三豆饮桑叶内服。

空山：不错。

乙 ：我同事儿子麦粒肿总不好，我建议他蒲公英外洗，真的好啦！

丙 ：麦粒肿也能用蒲公英外洗吗？请问他大概洗了多久才见效呢？

乙 ：没问啊，外洗这个多洗几次也没关系吧。

空山：还是要调一下脾胃。上眼皮调胃，下眼皮调脾。

158. 眼睛和脾胃

甲 ：昨天女儿体检说沙眼，也没觉得有别的症状，不过这几天积食了在化积食，这是不是也印证了您说的"眼睛问题也要调一下脾胃。上眼皮调胃，下眼皮调脾。"

空山：对。

159. 眼睛上火

甲 ：咽喉炎发作，眼睛出这个，是不是太上火了啊，还是感染？

乙 ：一般不都说是上火吗？

丙 ：火旺啊。

甲 ：我开始还以为受伤了。

丁 ：用桑叶菊花水洗下眼吧，出油的感觉。

己 ：要发烧的节奏，赶紧上三豆饮。加桑叶最后煮二十分钟。

甲 ：已经发烧第四天了，现在正在擦背。

己 ：没有感染，就是火气上攻，三豆桑叶饮退烧去眼屎。

戊 ：去看医生会说有点结膜炎的。眼睛红，上次小宝就这样和发烧。

己 ：眼睛红，冒眼屎，一只耳朵异常发红都是发烧前兆，越小越明显。

160. 眼睛上火

甲 ：娃上火了怎么办？

乙 ：孩子眼屎上火什么的，跟大人吃的有关系。我们之前吃猪脚姜，还有一些补血补气的党参什么的，我自己总热的大汗淋漓，孩子也有白苔，眼屎，后来就不喝了，彻底清淡，就没有眼屎了，睡觉也安稳，便便一直都是攒肚子一周一次。

丙 ： 今年天气特别不好，容易上火。我以前吃猪脚姜从来不上火，今年产后一吃就上火。

甲 ： 我很想只吃青菜，可是家里老人要你喝鸡汤猪脚排骨各种汤啊。

甲 ： 我是易上火体质。

乙 ： 那应该是积食上火啦，所以孩子也上火了。

乙 ： 解决你吃东西的问题孩子就没事了。

丙 ： 生完孩子熬夜喂奶，容易阴虚上火。

乙 ： 广东是猪脚姜醋，好像是驱风的，反正大家都煲。

丙 ： 吃不了可以用其它方式驱风，艾叶生姜煮水擦身洗澡。

· 第四 · 手足口病

161. 手足口处理案例

甲 ： 有没有家里得过手足口的，帮我看看我家这个是不是手足口。

乙 ： 应该是。

丙 ： 绝对是，不是应该。

甲 ： 手上脚上有红点，嘴巴里明显，昨天以为是疱疹性咽炎，按少阳阳明积食处理的。今天想起来看手脚，发现有没发出来的红点。昨晚发烧的，后来出汗后退烧的，今天到现在不烧了。

丁 ： 四豆水。

戊 ： 嘴巴好像很多点，去看看吧。

甲 ： 嗯好谢谢，我确诊了看可能找个中医治疗。有个靠谱的中医这个肯定没问题的，我自己也在试着处理。最近没有忌口，这个结果是意料之中的。

反馈

甲　：前几天问女儿是不是手足口，现在看来有这个趋势，也可能是疱疹性咽炎。在自己还能控制的情况下没去医院，自行推拿、服药，加上一位朋友的帮助，孩子 31 日发烧一夜，6.1 – 6.3 均无发烧，嘴巴里的疱疹也明显减少。目前大便还未通，舌头还有溃破疼痛，下肢有一些红疹子，观察中。

戊　：服药就是三豆，四豆饮吗？

甲　：四豆饮。

甲　：虽然处理的过程不一定及时得当，但是通过学习还算淡定。当然如果提早预防可能不会发展到这么严重。上鄂的疱疹基本没有了，舌头边的溃烂也有好转。

戊　：其实不应该这样熬，要去看医生。

甲　：她基本是自己退烧，之后没有再烧，白天精神不错，疱疹也有明显好转，我才没去医院。当然不是鼓励大家都不去看医生，我想表达的还是平时养护更重要，养护做好了也许就不会发展到这一步了。不讳疾忌医，但也不用过于惊慌。

己　：不讳疾忌医，但也不用过于惊慌。

空山：是的，平时养护要注意。

庚　：小孩生病，同时熬的也是大人的心志。

甲　：之前我记得空山讨论过手足口为什么在手上脚上会出症状，我家手心没有，下肢在昨天倒是出现红疹，不疼不痒，从大腿后侧延伸到脚后跟，早上能摸到小疙瘩，但是又不红了。

戊　：我现在觉得父母就是把孩子尽量好养，有问题还是得交给医生处理。

甲　：完全理解你这么说是出于爱护孩子，我会注意的。

空山：自己搞不定，就送医院。

空山：甲我欣赏你的坚持，好好努力，争取去医院的次数越来越少。

甲　：您是夸我"胆够大"么？

甲　：昨天孩子大便通了，黄色条状不臭，今天孩子已经自己可以吃一碗稀饭，小块馒头了。还剩舌边一点类似溃疡的点点，但痛感明显减少了，舌苔中厚段还有些白厚，其它基本正常。应该快看到曙光了。

后续

甲 ：5.31－6.6前后一个星期，小宝手足口基本得到控制，口腔里舌头上的疱疹全部愈合，脚趾头上皮下还有一点点小水泡。除了舌苔还有湿腻，身体基本没有别的不适。

甲 ：在2号晚上哥哥也出现了口腔疱疹，现正在按妹妹的思路处理着。今天幼儿园有一个班发现三例手足口已经全班放假回家，我家发现的及时没有出现高烧，哥哥这两天会有一点点低烧也都会自行退烧，主要的不适还是在口腔的疱疹。

甲 ：从西医角度病毒确实有传染性，从中医的角度两个孩子生活环境，饮食起居都一样，生一样的病也实属正常。

空山：最主要的是没有注意饮食和运动导致的抵抗力下降。

甲 ：确实是，之前身体不错，家里肉、水果、零食都上我也就没管。之前每天饭后都下楼活动一个小时，所以没问题，但最近半个月雨水特别多，活动量明显减少，就出问题了。

辛 ：是呀，我发现小孩都这样，下雨天不出去活动就要小心了。

甲 ：根据我的观察，因为这个病最直接影响孩子进食，而且孩子对疼痛比较敏感，病情严不严重不说，孩子自身反应可能更会让家长惊慌，这里不是让大家都不去医院，只是让大家知道大概病情变化，心里有数，再根据自身情况选择合适的方法去医治。

戊 ：嗯，很直观，谢谢分享。

162. 三豆饮治疗原理

甲 ：为什么三豆饮能治手足口？

戊 ：手足口病发病点在哪条经上？肝经、心包经，肝乃木，心乃火，典型温病，三豆养木气降胆气，养中生津，清肺热。

空山：降相火不就完了，那么复杂。

乙 ：那为什么只在手口和足发生呢？

丙　：手、足、口、还有屁股。

空山：我感觉是在阴阳转换之处，相火易泄。按内经说法，阴阳转换，就在四末。（《灵枢·动输篇》："夫四末阴阳之会者，此气之尤络也"）。不过我没见过口里是哪里。

丙　：嗓子，扁桃体上面那里，用压舌板能看见。基本符合你的理论。

空山：那就对了，相火。少阴咽痛，也是相火。事实上咽为嗌关，相火虚浮在上而不能收，就是卡在嗌关这里了。

空山：好吧，我又是一切从理论出发。我治病的经历，充分让我感觉到，理论比经验好用。

丁　：问题是理论通常回头才想起来。上了一个多月的课，最后才开始想五行。

163. 手足口发病原理

戊　：手足口有的是手脚先出的。

壬　：阳受气于四末，任督二脉交界在于人中。小孩子阳气本胜于阴质，通道不通则阳气易郁于盛之处，可以这么说吗？

空山：总体是对的。问题在于，阳受气于四末，阴呢？

壬　：阳气郁在四末，则中虚，所以甘草泻心汤治手足口效果很好。阴受气于五脏，内经说的，还没有理解。

空山：那么阴阳在哪里转换？这不就是阳开阴合吗？

甲　：屁股也是阴阳交换之处吗？

空山：屁股是的。

壬　：阴阳转换之处有很多啊。

空山：任督二脉交界，一在口，一在屁股，《素问·骨空论》："任脉者，起于中极之下，以上毛际，循腹里，上关元，至咽喉，上颐，循面入目。督脉者，起于少腹以下骨中央，女子入系廷孔……其少腹直上者，贯齐中央，上贯心，入喉上颐环唇，上系两目之下中央。"

164. 手足口

空山：近期广东手足口病高发，调理好脾胃，就是提高了免疫力。提醒大家注意。

甲　：喝三豆汤可以预防手足口吧？

空山：四豆。

甲　：黑豆，绿豆，黄豆，眉豆。

空山：可以加一点乌梅冰糖。保健用，不要等到病了才来用。

165. 手足口

甲　：最近手足口病是好多，我们幼儿园隔壁班好几例，已经停课了。我们班也有一例。

空山：你去推广四豆饮吧。

乙　：前年我们班手足口一个一个上，历时大半个月，几乎所有孩子都得一遍。我们娃是最后一个得的，到他的时候终于放心了，另外一只鞋子落下的感觉。

空山：我女儿马上就上幼儿园了，到时候去幼儿园随身带四豆饮。

乙　：当时也有四豆饮，不过是中期才知道的，但是也不知道要怎么煲。

甲　：我每天早上五点多起来煮了带去幼儿园喝，我们班有几个妈妈也开始煮了。

丙　：四豆饮预防的话要喝多久呢？天天喝行吗？

甲　：我们班老师说要幼儿园也煮了分到班上去，但是幼儿园都是不锈钢的锅。

丁　：我们班发现 2 例手足口，直接停课了，想建议开课之后学校可以煲四豆饮给小朋友，提高预防作用。

空山：不太可能，没那么大陶砂锅，也没那么多时间。

乙　：学校怎么可能煲 3 个小时。

戊　：炖行不行？我炖了几小时，豆豆都软烂了，汤汁也很浓啊。

己　：隔水炖？

戊　：是啊，不知道行不行？

己 ：貌似一直在强调煮法，要砂锅煮两小时以上。

166. 手足口

甲 ：亲们，给我医普下手足口病吧。小孩的左手心有两三个疱疹，舌尖上有几个泡泡。

乙 ：三豆饮试试。

甲 ：正在喝三豆饮。

丙 ：咽喉部位有没有白点？有没有说嗓子疼？可以备上白饭豆，吴茱萸粉。

甲 ：没有嗓子痛，咽喉没有看到白点，我再观察。

丙 ：是也没事啊，都这么过来的。

甲 ：有你们在，我不怕。几天三豆饮侍候他。

167. 手足口

丙 ：我听我同事说海珠区幼儿园又爆发手足口。

甲 ：这个时候也会爆发手足口啊。

空山：手足口属于相火。

丙 ：算是入冬不成功的节气病吗？

甲 ：现在这个时间跟相火的关系是？

空山：冬不藏，必病温，此相火，手足口。

乙 ：除了注意饮食还需要注意哪方面么？

乙 ：冬不藏，是不是冻冻比较好？好像是发现最近孩子跟之前比老睡不够的感觉。我以为是天冷了恋被窝呢，看来是应该给他多睡睡。

168. 手足口

空山：近期手足口高发，冬天来得晚的原因，冬不藏精，北方是春必病温，南方是马上病温。大家注意预防。

甲 ：现在这么冷，还能不能煲四豆水呢？

空山：可以的，加点甘草或者红糖。四豆饮，黑豆黄豆绿豆眉豆各一把，文武火砂锅水煮 3 小时，不停火，不添水，不过夜，不冷藏，现煮现喝。

乙　：甘草，红糖是一起煮？还是后加？

甲　：我觉得甘草一起放，红糖最后加请问对吗？

丙　：三豆饮和四豆饮可以加冰糖吗？

甲　：大夫说红糖就红糖嘛。

丙　：儿子上次疱疹咽炎，我煲三豆饮加乌梅，好了后加冰糖。

空山：夏天当然冰糖啦，冬天当然红糖啦。

甲　：今天真是学到就是赚到了。

169. 三豆饮

甲　：这里三豆饮加糖吗？手足口用三豆饮吗？

乙　：我加上冰糖。

丙　：小孩痛的哇哇哭有点不淡定了，昨天舌尖没有泡，今天舌尖好多溃疡的，喝水都痛。

丁　：三豆饮吧，要痛上几天呢。

戊　：这个是手足口啦。

己　：有点像疱疹性咽颊炎，我家俩娃手足口，咽颊炎都得过。

丙　：还要不要其它措施啊？他咽部不痛。

丙　：手上泡有点水，屁股有两三粒，没水。

庚　：屁股都有应该是手足口了。

己　：发烧吗？我家俩娃得的时候就是在家静养，煮三豆水，葡萄干水喝，大概 3 天就好了。

庚　：疹子发出来就没事了，但是不要抓破，嘴巴比较痛苦，我女儿去年搞了个三天三夜不吃不喝只要母乳。

丙　：今天小孩精神状态差了好多。

辛　：精神好的话可以观察，差就最好看看医生。

丙　：是，痛的哭，水也不愿喝。

空山：四豆饮先喝，然后去看医生吧。

甲　：都有个过程，基本第二三天是最疼的，熬过去就好了，不想吃就不吃没关系的，我家那时候就是一边吃东西一边流眼泪的。

· 第五 · 疱疹和热疹

170. 热疹

甲　：紫草膏消肿的效果很好。

空山：并且我的最新研究发现，对相火不降导致的口唇疱疹，效果也可以。

甲　：我同事家娃还没出生，听我推荐了，先备着了。

甲　：热疹是唇炎吗，嘴唇脱皮，痒？

空山：不是唇炎，唇炎是脾阴不足。这个是少阳相火不降。

乙　：这种是热疱疹，我们老家，老人家做法就是用那个烧开的锅盖上蒸馏水来擦。

空山：看了就觉得疼啊。

丙　：头两天真的很疼呀，这个口唇热疱疹每年冬天我也会发作的，持续十来天，样子难看啊，可以用紫草膏吗？

空山：紫草膏可以用，效果应该不错。

空山：验证数量不足，欢迎反馈。

171. 疱疹咽峡炎

甲　：我家大儿子得了咽峡炎，今天才发现，之前有接触过其他孩子，据说有传染性，可以吃什么或者喝什么预防一下吗？不想连累其他孩子。

乙　：在家隔离是必须的吧。

甲　：咽峡炎四豆饮可以吗？

丙　：四豆饮可以的。

172. 疱疹性咽喉炎

甲　：幼儿园老师刚刚发了这个照片。

空山：疱疹性咽喉炎，用四豆饮。比什么都好用。

· 第六 · 皮毛

皮毛病者，肺卫也。《灵枢·本藏》："卫气者，所以温分肉，充皮肤，肥腠理，司开阖者也。"卫气郁而不能行，阳气动而作痒。郁者有三，风也，湿也，热也。

略深一些的是心的问题，诸痛痒疮皆属于心（《素问·至真要大论》）者，心主血脉是也，是以病在血脉，此与皮毛腠理之疾有别，学者不可不知。

皮肤病的病因，常见的有风湿热三种。举例就是三种疹，风疹（荨麻疹）、湿疹、热疹（带状疱疹应该算，口唇热疹肯定是）。一般性的口唇热疹可以用紫草膏，湿疹和风疹都可以用湿疹方（参考极简儿科湿疹方）。带状疱疹还是四豆饮治标，而后活血化瘀比较合适。

173. 皮肤病和排毒

空山：有的小孩子春游过后会不舒服，出现皮肤发红、出疹子等现象，其实这些都是好事，应该多一点户外活动；我们的身体随着春天气血大运行的生发和出表，会在春天排解出来一些。若在这个季节出现了诸如湿疹、长癣这样的皮肤病或者咳嗽、咳喘，你该高兴，这些都是好事，这些反应都会排出你之前因各样因素存留在体内的毒素，千万不要急于去用西药抗生素或吊水去压制它，事实上当这些冰凉阴寒的液体打入人体之后，人体阳气就会被打压，就会往阴证发展。

甲　：神经性皮炎算吗？我又复发了。

乙　：如何能帮助他排啊？

丙　：鼻炎也算是发出来的病毒吗？

丁　：我现在下巴就长了个大疙瘩，听空山这么一说，好吧，我应该高兴起来。

甲　：今年冬天我就努力控制暖气少开，看来还是好的。

戊　：近来长痘中，听后很高兴。

己　：我每个月例假前必长痘，还是很疼那种。

戊　：月经排毒。

庚　：我最近几个月也是，开始例假前后长痘，这两个月发展到一直有痘了。

一、湿疹

湿疹通用方：蒲公英、金银花、菊花、荆芥、防风、苍术各适量煮水外洗或装喷瓶。

174. 湿疹

甲　：孩子四岁半，这星期先在脚上长一些小水泡，有点痒，抓破后出水，涂紫草膏后两天好了，但又会在其他地方长，今天看了，手上也有了，怎么办？

空山：土茯苓 20g 薏米 10g 生姜 3 片煮水，去去湿。

乙　：这个是不是也适用于一般的湿疹？

甲　：好的，谢谢。

空山：不一定有用，试试而已；湿疹成因虽然不复杂，但是治起来不容易，现代人吃的东西太杂，毒气怨气全部积在肚子里，发出来还好，就是皮肤病，发不出来，那就是肿瘤了。

甲　：好的，我试试后反馈一下。

后续：

甲　：我女儿喝了两天土茯苓薏米生姜水，没有再生水珠了，就没再喝了，谢谢！

空山：不错，往后大家都记得反馈啊。

甲　：知道！

175. 湿疹

甲　：我肚皮长这个好几天了，好痒，不知道什么原因。

乙　：湿疹吧。

甲　：我还在喂奶，如果是湿疹的话，那宝宝也会湿气很重吗？

空山：湿疹方可以洗洗。

丙　：前几天我们家娃背上起了一大片，洗了两次湿疹方，好多了。这个方子和平常煲药一样，煲 30 分钟吗？

空山：煮一遍就好了。

丙　：前天很痒，洗了一次，好了很多，昨天又还有一些痒，又洗了一次。

丁　：洗完最好再热敷一下。

丙　：拿水热敷？

戊　：你不是用湿疹方吗？洗完再用药渣加那个药水热敷。

己　：空山刚说完最近会很多风疹，我下午就出了。

176. 湿疹和天气

空山：初之气厥阴风木，原来只记得容易化火了，这几天才观察到也容易化风。各种皮肤病来了，大家注意。

甲　：怎么预防啊？

空山：我之前有发过湿疹方子，皮肤病初起可以试试。

甲　：女儿试过一次，很管用。

177. 湿疹

甲　：湿疹外洗的方子，是煮一次能洗几天还是一天一付？一天几次啊？

乙　：我都是当天煮水当天洗，也可以涂点紫草膏。

甲　：好哒，宝宝湿疹真头疼，都 1 岁了，一直不好。

乙　：这个天气很容易湿疹的呢，我家也一直有。

178. 湿疹

甲　：我家儿子这两礼拜长湿疹，全身性的，头脸、四肢、屁股、胸口肚子都会长，那么用那个洗剂的话，是放多少水去煲？煲多久啊？泡澡可以嘛？

乙　：不行的，我上星期煲过，药都一大把，估计有 20 - 30g，然后煲了 4 煲水，倒澡盆里，没用。后来按空山的各 5g，煲半小时，就擦洗，效果还好。

甲　：洗完澡然后擦洗对吗？这鬼天气我自己手都起湿疹了。

乙　：我感觉煲成 1 碗有点少，我就 3 碗水，煲半小时，拿小毛巾蹲上边洗。洗完了药渣也没那么热了，拿来捂最痒的地方。

甲　：前两年很好的啦，这一年多来，不知道为什么又不行了，前两年鸡蛋牛奶都能喝，不过敏，现在鸡蛋牛奶及制品都不能碰，一碰就过敏湿疹。

空山：湿疹一般是血液里面水湿含量过高。

179. 湿疹

甲　：蒲公英桑叶水外洗对湿疹也有用，宝宝上次洗眼睛，居然顺带脸上湿疹也洗好了。昨天太阳晒厉害了又发红疹，哭闹不止，晚上煮水洗了一次，涂保湿，早上起来已经改善好多，只有一点点痕迹，人也开心了。中医方法真的很有效，神奇！

乙　：蒲公英桑叶水洗湿疹吗？六个月宝宝眼睛湿疹厉害，脸上也长些，整宿哭闹，眼睛也红肿了，看了医生说是湿疹，有办法吗？

甲　：你可以试试，这个方子对我们家非常管用。都抓一把煮，洗脸用多少水就倒多少，完全都用煮的水洗，用的时候热一下，放凉，天冷很快就温了，可以用来洗了，每天多次洗，我们洗了两次就非常明显不那么肿了，当中有过反复，但坚持就好，我们第四天就完全好了。倒的时候拿豆浆机里的过滤网过一下，草药的渣就不会到水里了。

乙　：脚踝上有一点，主要是眼皮。

空山：妈妈的饮食要注意，湿热的不能吃。

180. 湿疹

甲 ：三个半月宝宝，头上分泌液体，形成黄色的痂，跟头垢又好像不一样，奇痒，这是湿疹吗？

乙 ：会不会是痱子啊？

甲 ：刚用艾叶水洗了去，发现又有出水的地方，怀疑湿性湿疹，痱子一般夏天才长吧？

空山：湿疹方外洗试试吧。

丙 ：煮水装喷壶，喷皮肤用。

空山：对，不痒了就算了，小孩子尽量少干预。主要是大人饮食要注意，清淡一些，饮食不改，什么都没用的。

乙 ：脑袋上很多时候都是痱子，脑袋又出汗，又热，一剃光头就看见一脑袋的痱子，我做了3年婴儿游泳，给很多宝宝剃过光头。

丁 ：我妈湿疹，年前洗了三次结痂好一些了。这几天后背其他地方又开始有水泡样很痒，可以继续洗湿疹方吗？

空山：可以试试，治标不治本。治本要看医生。

按 ：小儿的脸，像是玻璃杯，里面有问题，就显示出来在脸上。你把外面擦的再干净也没用，里面有问题呢。所以，搞美容的怎么搞？里外一起擦。人的体表和脸，不过是显示器而已，功能好不好，有没有问题，要看主机配置。拿画笔把显示器画得再好看，也修不好主机。

二、风疹

空山概述：荨麻疹也就是风疹（以下用风疹代替），有内外两种风导致。外风是自然界的风，内风是血虚生风。治法有区别。外风也可以用湿疹通用方，内风须养血。

181. 荨麻疹

甲 ：宝宝身上突然发出这样的块块，比较集中，带他去看了医生，说是荨麻疹。他给我配了两个涂的药，一个吃的抗过敏的药。

乙 ：宝宝荨麻疹如果没有特别外界的接触，一般与食物有关，可能食物过敏。

丙　：你吃了什么?

甲　：一直不太忌口三周前吃过海鲜不至于现在有反应吧。

丙　：母乳妈妈还是忌忌口,煎炸类都得少吃;不行就去看看中医。

182. 荨麻疹

甲　：荨麻疹是不是内有风?每年夏天犯。

甲　：有风怎么处理好呢。

乙　：治本不在皮,就是说浅部位治肺解表!往深层走是脾肾寒吗?

空山：全身性的皮肤病往往好治,都在皮,一两剂药就见效。最怕局部性的。都是里边坏了。

乙　：有点启发!

丙　：我们那个局部性的很严重现在看上去黑色素沉淀很严重。

戊　：湿疹其实也是好事,邪都发出来了,只是不够力。

按　：皮肤病是好事,邪都发出来了。古代的人,你看看一个个歪瓜裂枣的,各种皮肤病,但是癌症少;因为恶疾都发出来了。

183. 风疹

甲　：中午睡觉起来孩子就起了一背后,有疙瘩也有包,说痒,这个是风疹么?看不明显能摸到好多疙疙瘩瘩的。

丙　：像风疹。

乙　：可以用湿疹方么?蒲公英、金银花、菊花、荆芥、防风、苍术各 5 克煮水外洗。

空山：可以。

184. 气血虚

甲　：刚爬楼看到大家说月子里一天一只鸡,我曾经也是,结果月子里风疹,那真是痒的崩溃。

乙　：月子风疹 +1。

空山：气血足的人,生完可以补补;气血弱,容易虚不受补。

丙　：本就气血虚，还不受补，那岂不是雪上加霜。

丁　：我感觉补不进去才会更雪上加霜。

185. 风疹

甲　：这种湿疹是不是可以上湿疹方呀？

乙　：这种是典型的风疹。

甲　：风疹和湿疹有啥差别？

空山：风疹是风，湿疹是湿，看看妈妈饮食吧。见病治病，不是正法，见病知源，才是方向。

丙　：小宝宝风疹一般就是接触过敏，或者是吃了什么东西。

甲　：她妈妈基本不忌口的，昨天还吃了樱桃，我让她要停了！那现在是要外洗内服一起吗？

空山：病因都查不到，不如不治。

甲　：她说第一天长了一些小颗粒，昨天严重些，就给洗了金银花，结果今天起来就这样了。

丙　：有没有穿新的衣服，尿布什么的，然后吃了什么新的食物，不接触了风疹很快就消了。

甲　：我之前跟她聊过，妈妈饮食和宝宝饮食的注意事项，但她听不太进。

空山：那你在这里忙活什么？别人的事，不太方便参与。有生有灭，有盛有衰，有健有病，这是无常，也是禅。

丁　：空山说的对，她听不进很大程度是因为她不相信。

戊　：治妈妈比治孩子难多了，你只有先拿下这个妈，才能帮到这个孩子。

空山：有的家庭，是搞定孩子，就搞定了妈妈，有的家庭，是搞定了妈妈，才能搞定孩子。

186. 风疹

甲　：我产后快四个月，最近两个月经常起风疹，一团团地出，起得快，半天散去，但是奇痒无比。请问是抵抗力低才会出吗？应该怎么调节好？像这样的风团很多，手脚都经常出。

空山：可能是血虚风燥吧，不确定。

甲 ：谢谢空山！血行风自灭，我感觉还是产后血虚，因为哺乳期，休息得也不够。

187. 风疹

甲 ：我得过几次严重的风疹，现在好多年都不敢吃虾蟹和海鲜。

乙 ：今年风疹已经维持了差不多三个月了。

丙 ：原来有这么多人都被风疹困扰啊，真的好痒啊。

乙 ：不抓就还好，越抓越痒，一大片冒起来。

丁 ：我是打青霉素吃先锋长大的，后来打到青霉素过敏，谢谢你们让我儿子女儿不用重蹈覆辙。

空山：风疹是有风啊，治风先治血，血行风自灭（出于明·李中梓《医宗必读》，一说最早见于宋·陈字明《妇人良方》）。

甲 ：求大佬怎么治血？

丙 ：我还临时吃了颗开瑞坦，到底要多久起效啊，好像一点没有减轻痒的感觉。

空山：风疹痒得厉害，用我的湿疹方子救急，然后再想办法。

188. 风疹

甲 ：风疹不是三个钟就自行退了吗？

乙 ：我都是忍住，半小时就下去了。

丙 ：我昨晚忍了四个钟，痒了八个钟。

甲 ：我昨晚是马上喝了杯红糖水，两三个钟就退了。

丁 ：我每次痒就涂紫草膏，很快就不痒了。

丙 ：湿疹方子在哪里。

乙 ：秘方三板斧之湿疹通用方，真的止痒的啦，血虚容易痒嘛。

甲 ：能消风团吗？不能消光止也没什么用。

空山：有风疹的人，记得在不发作的时候调调血，治未病。

189. 风疹

甲　：小孩惹虫了，怎么办？

乙　：这个看起来像是风疹。

丙　：原来是风疹！我宝宝也起过，很痒的哦。

空山：内服四豆饮，外用湿疹方。

甲　：不是吧，他是去抓毛虫惹的。

空山：中医中，虫属风。風，看到没？带个帽子的虫，爬过去，就有風了。

丁　：风疹就是过敏的一种，可能他对毛虫过敏。

甲　：我都不会对毛虫过敏，他过敏。以前我妈他们做农活也是对毛虫过敏。

戊　：风疹也属风。

190. 风疹

甲　：我今年发了三次风疹了，怎么治疗好啊？两次喝红酒引起，一次吃海鲜引起，原来都没事的，是免疫力差的原因吗？西医就是打激素喝抗过敏药，最近看了个中药说要治疗一个月，可我稍微吃点微辣的菜就又发。

乙　：前面不是说要减少吃东西么？

丙　：要戒辛辣，海鲜和酒。

空山：禅师说，痛了，你就放下了。风疹是风，治风先治血，血行风自灭。

191. 风疹

甲　：小儿昨日因积食高烧，昨夜半夜起了这些，今天早晨又消退了，这是什么东东？

乙　：风疹，几个小时自行消退，过阵子可能又长。

丙　：好像是风疹。

丁　：风疹好像是过敏的一种？

戊　：我家老二试过，要持续一段时间，反正一直反复，一个多月后没了。

空山：内服四豆饮，外用湿疹方。近期皮肤病高发，注意预防吧。

192. 风疹

甲　：治风疹有需要断奶吗？

空山：风疹是标，你得看看什么是本，然后才能回答你。

乙　：划痕症是指抓一下就红一大片吗？

丙　：是的，抓过的地方就会红肿，像蜈蚣一样。

戊　：湿疹三豆饮好像都管用。

乙　：我最近不知怎么回事，手肘和小腿好痒，一抓就红一大片，多抓几下就破了，然后那一片就颜色很深的样子。

甲　：你有没想过是一直喂奶，血气没有恢复过来，所以才一直没好？

丙　：我猜应该是，月子也没做好，一直说要调理身体，可是一直忙没空。

丁　：你们的产后风疹都是产后多久开始长出来啊？

甲　：我3个月左右。

戊　：我娃四十天左右的时候，我风疹，不过不是很严重，那时什么都不懂，忍忍就过去了。

甲　：我今天才发现产后风疹这么多，我一直以为我孤军作战，不知道为什么得风疹？西医说法是过敏源，中医就是各种虚。

己　：说的都是泪，当时在县城，去医院也看不好，就这样被风疹折腾到快疯了，特别是晚上痒到睡不着。

193. 风疹

甲　：风疹我转了岗位就好了，发了半年，吃药一点用没有。

乙　：莫非跟精神紧张有关系。

丙　：跟免疫力也有关系，我也曾经患过，但好了。风疹确实很痛苦。

甲　：准确表述是：吃完药，会消下去，但很快又出，尤其是晚上，所以等于没用。

丙　：吃药只能治标，要找出根本的原因。

丁　：医生告诉我是调节免疫力，如果断奶后治疗也要3-6个月。

空山：风疹说过很多次，多数是血有风，也有可能会血有毒，层次更深一些。治风先治血，血行风自灭。

戊　：湿疹跟荨麻疹是同样原因吗？

空山：风湿热三种疹，荨麻疹是风疹。

戊　：那这样的是湿疹吗？

空山：对称是湿疹。

戊　：感觉我湿疹风疹都有。

三、痱子和过敏

194. 痱子

甲　：松花粉，我们搽了痱子，本来整个脖子一圈都是，晚上涂，第二天早上就消了。

乙　：我也长了很多痱子，脖子肩膀一圈，妹妹长额头一圈，都是一次谢一半，两次就没了。

甲　：我们每次打开松花粉，都是确保没有风，屏住呼吸，用小调羹挖一点，用手指点了涂在痱子上，调羹上沾着的要么舔了，要么在温水转一下，把水喝了。

195. 痱子

甲　：群里有没有发过防治痱子的洗方？

乙　：空山秘方三板斧之湿疹通用方，据说通用。

甲　：通用，一直以为只有湿疹才用。

空山：外科病啊，主要在毛孔，皮和肉。皮肉里的病不敢讲，毛孔的病，无非风热湿，这个方子多数都有效。

196. 过敏

甲　：其实是过敏好，还是过敏不好？过敏就代表有反应？但是不过敏，没有反应，这个好吗？

空山：我没治过过敏，有机会试试。过敏，不就是过度敏感嘛。

乙　：过敏本身是免疫功能异常增强的表现，不属于免疫功能低下。

戊　：过犹不及，有什么区别？

乙　：过敏的家长不要以为是免疫力低下而盲目追求增强孩子免疫力，这是免疫力不正常，但并不是免疫力低下。

空山：你的观点，都没讲到点子上。

戊　：免疫力是西医的讲法，绕进去就出不来了，中医讲平衡，没有反应和反应过度都是不平衡，就好像车辆报警器，一点震动就报警招人烦，偷车贼都打开门了还不响，装来干嘛？

空山：这个对。

197. 过敏

甲　：小孩吃螃蟹过敏，全身起红点点，求教怎么破。

空山：不吃螃蟹

甲　：昨晚老人硬是给了一点蟹黄，早上起来脸上起红点点了。

空山：让老人看看，多开心。

甲　：我们在一旁反对，让老人给挡住了。下次一定远离海鲜，太可怕了。

空山：带给老人看看，让他们决定。

甲　：他们现在知道了，在一旁自责呢，还在一旁一直跟他们说海鲜的严重性呢。

198. 过敏

甲　：小孩如扭到手医院开了药酒等中药敷手，会不会引起身体其他部位过敏？

空山：一般药酒不会，但是得看看成分。

甲　：昨天上午包了药回来耳朵，眼睛，腿上有长疙瘩，像蚊子咬又像过敏，一晚翻滚睡不好，还咳嗽。不知道是敷药的缘故还是食物过敏。

甲 ：敷的药我们也不知道成份，不过当时昨天换药的时候之前敷的
手有红点，医生说这些药有些人是会过敏，尤其小孩皮肤薄。

空山：那你问医生去吧。

甲 ：好的，现在去医院。

甲 ：今天去看了骨科那边说如果是敷药过敏，只会过敏敷药的手
部，不可能过敏到其他地方，后来去挂儿内科看说是荨麻疹。

199. 毛毛虫过敏

甲 ：请问给毛毛虫爬过皮肤过敏应该怎么处理？我妈在小区散步，给毛
毛虫掉到身上，第一天皮肤红了一片，家里有强力无比膏，我给她
涂了一次，第二天变成很多红疙瘩。怎么处理比较好？

空山：用湿疹方外洗，再涂紫草膏试试。

乙 ：之前我试过，我用外洗加外涂，几天才好。

戊 ：先用胶布把毛毛虫的毛粘出来，再用肥皂水洗。再用紫草膏。

丙 ：原来还可以这么用！我家儿子上上周六也毛毛虫咬，到现在还
有点痕迹。

丙 ：如果肉眼看不到也要用胶布处理？

戊 ：粘一粘吧，好一点。

丙 ：受教！我当时只用了紫草膏，所以好得好慢！

200. 过敏

甲 ：请问这是幼儿急疹么，我儿子突然前胸后背起了红红一片片疹
子。这是传说中的幼儿急疹么？还是过敏了。

乙 ：这不像幼儿急疹。

空山：怀疑是妈妈吃了不该吃的东西。

新雨：像过敏。

甲 ：谢谢。我留意我的饮食。我昨天出去喝了杯奶茶，兴奋的一夜
没睡着，不知是不是这个呢？难道鸡蛋过敏？今晚吃了番茄鸡
蛋汤里的番茄，嘴巴周围也起了疹子，一圈红胡子一样。

空山：妈妈饮食尽量规律。应该是奶茶鸡蛋的力量合在一起了。

201. 芋头过敏

甲　：切芋头，手痒，涂了紫草膏，还是止不住。

乙　：用火烤一下就好了。

丙　：我都是这么干的，下次套个袋子。

丁：艾灸一下也可以止痒。

甲　：谢谢大家的帮助，刚才切芋头痒，来反馈下，去火上烤了，发现大痒止住了，还有小痒，刚才有朋友告诉我，抹点醋再烤，发现效果很好，完全不痒了。

戊　：直接抹醋在手上，然后去火上烤吗？

甲　：是的。

202. 婴儿过敏

甲　：宝宝快6个月，母乳（这两天加点点米糊，但感觉吃进去不到1、2勺），昨天下午的脸突然这样，感觉有点过敏，之前这几天一直抹加州宝宝面霜。该如何处理？

乙　：大人要清淡饮食，戒口吧。

丙　：看看米糊的成分吧，是不是有牛奶、蛋类？可能宝宝对这些过敏。

甲　：奶粉他之前都有吃一些，蛋类就没细看，现在这样该怎么处理呢？米糊今天停了。

丙　：回避过敏源，湿疹慢慢会好些，太痒可以用些止痒的润肤露。

空山：试试茶油。

第五部分 其 他

·第一· 衰老

如前所述，人身之病，始于形气神之虚衰。人过四十，阴气自半，是以病衰。不到四十而衰者，是提前，四十之后而衰者，是推后。总而言之，形气神全方位虚衰，是虚衰之极，也即人身提前老迈，阴阳离合而已。

出生、生长、壮盛、衰弱、老迈、死亡。《内经》中《灵枢·天年篇》对这个过程作了详细的阐述，"人生十岁，五脏始定，血气已通，其气在下，故好走。"人一生下来，精气都是在脚上，这是第一步，生，这时候如果不动，精气散不开，就坐在那里憋得难受，所以小孩子都是爱动的；

第二步，"二十岁，血气始盛，肌肉方长，故好趋。"就是年纪再大一些呢，精气往上走，就不愿意蹦蹦跳跳了，就愿意跑了，这就是长；到了第二步晚期的时候呢（第二步晚期是指20岁末？生殖能力更早点吧），精气开始到达下腹部生殖系统，这时候人就开始有生育能力和欲望了；

第三步，"三十岁，五脏大定，肌肉坚固，血脉盛满，故好步。"再往上走，就不愿意跑，就愿意走了，再往上走呢，"四十岁，五脏六腑十二经脉，皆大盛以平定，腠理始疏，荣华颓落，发颁斑白，平盛不摇，故好坐。"一旦到了丹田或者说肚子这部分的时候，就是人到中年的时候呢，这就是壮，这时就想坐着了，站都不想站了，我还不如坐着呢；

第四步，"五十岁，肝气始衰，肝叶始薄，胆汁始减，目始不明。"再往上就到脾胃了，就只想吃，不想做别的，那就开始衰弱了，身体比较差的，吃什么都没胃口了；

第五步，"六十岁，心气始衰，苦忧悲，血气懈惰，故好卧。"精气就到了胸口了，就坐都不愿意坐了，就想躺着了，气不足啊，躺着多舒服呀，这个时候气已经到了胸口了，就老了；

再往上，第六步，"七十岁，脾气虚，皮肤枯。八十岁，肺气衰，魄离，故言善误。九十岁，肾气焦，四脏经脉空虚。百岁，五脏皆虚，神气皆去，形骸独居而终矣。"精气已经到了头了，脏腑都空了的时候，快要去的时候，精气就到了囟门这里了，什么时候精气从头顶破壳而出的时候，人生就结束了。

综上，人之生，是天地之气交互融合的过程；人之死，是天地之气相互分离的过程。而人之虚劳导致的衰老，就是从生到死过程中的必经之过程。这个过程中，阴阳离合，阳气逐渐在往上走，耳鸣眼干，满面红光，七情六欲燔灼心胸，神志散乱；而阴气越来越往下走，腿脚越来越软弱，静脉曲张，气血衰而筋骨痿，腰椎大骨歪斜。《灵枢·天年》："其五脏皆不坚，使道不长，空外以张，喘息暴疾，又卑基墙，薄脉少血，其肉不石，数中风寒，血气虚，脉不通，真邪相攻，乱而相引，故中寿而尽也。"《素问·解精微论》曰："夫人厥则阳气并于上，阴气并于下。阳并于上则火独光也，阴并于下则足寒，足寒则胀也。"

按：就笔者所见，大多数慢性病的结果，都是导致人身阴阳之气的分离，乃至阴阳气分离之后人的死亡。那么这大多数慢性病的结果，也就是阳气上浮而阴气下沉，就这个结果而言，笔者认为和人身的自然衰老的过程极为相似。

一、气虚于下

小腿气空了以后，阴自然盛于下，这样容易得的病：静脉曲张和糖尿病。

静脉曲张。我们看现在很多老人家小腿上的静脉曲张，用刚才的理论一套，吻合的不得了，为什么，因为精气都往上跑了嘛，下面剩下都是有形的东西，没有精气了，有形的东西都憋在腿上，动不了，就扭曲了；怎么治呢，很简单，把阳气给他压回去就完了，就像可乐一样，摇一摇，把汽都都摇光了，可乐的气没有机器你压不回去，但是人可以，人通过打坐站桩就可以将气压回去。

糖尿病。这里可以提一下糖尿病的问题，糖尿病为什么烂脚，就是因为阴的东西，有形的东西都聚在脚上，阳气不下去，血液带不来有营养的物质，它没有有营养的物质供应就烂了，上身的阳气是足的，但是下不去，当然不是完全没有阳气，没有阳气的人早就死了。

203. 衰老

甲　：人衰老疼痛不适的部位总是很雷同。耳鸣～脚跟痛～膝盖酸。为什么大多是这些位置呢？

空山：阳易浮而阴易弱。阳浮阴弱是我自己的理论。类同于朱丹溪的阳有余而阴不足。

乙　：具体到一个人来说，阳和阴，阳能简单理解为精气神吗？

空山：不客气的说，不学古代天文，没几个人能看懂。我也没打算在这里讲明白。

204. 脚肿

甲　：老人的脚跟老一走路就肿，针灸过，但是反复发作。能问问孙老大夫，这是怎么回事吗？

空山：阳虚于下，水排不出去。

甲　：这属于老人常见病吗？

空山：对，很常见。

205. 抖脚

空山：老人家阳气虚浮在上，喜欢吹风。还喜欢抖脚。

甲　：年轻人喜欢抖脚是几个意思？

丙　：喜欢抖脚的都肾虚，大家可以观察一下身边的男的。现在年轻人不肾虚的几乎没有了。就今天来比。80后的身体素质普遍比90后好一个档次，就是在大他们10岁的前提下。

甲　：肾虚的不一定都抖脚啊。

丙　：几乎都抖，今天不抖明天抖，这刻不抖下刻抖。

甲　：因为80后起码还吃过几年正常的肉和新鲜空气？

丙　：不是。是 90 后接受各种性教育太早，早早就泄的光光了

乙　：以后我得看好我儿子。

丙　：是挺发愁的，随便上个网，各种这样的刺激性广告。几岁小孩就开始接触了。

甲　：儿子比女儿好管啊。

丙　：女孩子气藏不住，露了不该露的地方，会引来很多淫邪的意念，出到外面跑一趟，无数个意念加在自己身上。每天浸淫在这种气场里，可想而知，会变成什么样子。很快，各种毛病就来了。不要以为露大腿露胸露胳膊很性感，你会被各种人意淫无数遍，尤其是以下几类人：地中海大叔，满脸粉刺青春痘小男孩，满脸油光大肚子中年人，等等。

空山：抖呢，是震象，阳气想下来下不来，阴气想散散不开，抖一抖，就可以了。但是天天抖呢，就是真的亏了，早晚骨质疏松嘎嘣脆。要找找原因了。

丁　：那多运动，加强了气血流动，就自然不会抖了？

空山：运动的作用，也是正反两方面的。西方人的运动强调上身，反了。中国人的运动强调下肢。不过现在会的不多了。

丁　：这里有没有引火归元的意思？是不是今冬相火不收，也可以引火下行？

空山：你们有谁试过虹吸？懂了这个，就能回答你。引下来了，能收住，自然可以。收不住，他就又回去了。

206. 痛风

甲　：能不能谈谈痛风，还有痛风发作时有没有什么办法？

空山：我治过一个，不难治，杂质排出去就好了，一天就能下床了。

甲　：来个具体的。

空山：该怎么具体？

甲　：在脚盘，能走路，就是一瘸一拐了，昨天晚上觉得有点不对，今天早上起来有点痛，下班回来就拐了。估计不控制明天要肿得厉害，痛得厉害。

空山：谁啊？你？

甲　：我先生。一个月前同样位置痛过一次了。

按　：痛风是尿酸代谢障碍，主要是各种吃喝造成的垃圾，随血液循环进入关节，本来加速循环就可以治好。《素问·痹论》曰："风寒湿三气杂至，合而为痹也。"广东地区湿气重，又吹空调，湿气就把风寒困在关节上。内部循环无法去掉风寒湿，只能通过开毛孔散邪气的方式。

207. 痛风

甲　：说到痛风，请问痛风能治好吗？

空山：能啊。

乙　：好像我家叔子用乌鸡白凤丸，我说呢，怎么吃这个，他说痛风。

丙　：痛风从补肾治，这个方向是对的吧？

空山：不太对，分人的。这几天有人集中攻击出这个方子的人呢。

空山：痛风把杂质排出去就好了，一般是从肝治为主。所谓的根治，大体都是动态的。搞定方证以后，还得搞定气机。接下来还有养生的饮食起居。不是那么容易的。

戊　：气机是指什么呢？可不可以理解为气运不畅？

空山：简单说，就是通过调节脏腑和肢体里面的压力，来实现气血的压力平衡。

208. 肾积水

甲　：四岁小孩右肾积水 2.2cm，有必要做手术吗？中医可有办法医治？

乙　：2.2 医生不一定建议手术吧，如果没有持续增大的话。

甲　：出世的时候是 0.8cm，那时候还不需要处理。现在再复查已经是 2.2cm 了，肾内科医生说可能要手术，不过说还要听肾外科医生意见。

丙　：小孩子也会右肾积水？

甲　　：会的，胎儿的时候已经有肾积水，不清楚什么原因导致。

空山：阴盛于下而已。

209. 早衰

甲　　：我同事，护士，39 岁，最近一个月月经失调，B 超查的一侧卵巢萎缩，另一侧也有萎缩症状。西医基本上判断绝经，卵巢早衰，原因我想大概是身为护士，上了 18 年夜班，肾精亏空了。这种情况在您们怎么看？

空山：对，有可能。

乙　　：不改变工作方式，难。

甲　　：她近两年已经不上夜班了。还是有希望的，对吧？

新雨：补呗。

210. 脱发

甲　　：最近掉头发严重，想问应该看哪个科？或吃啥好。

空山：中医科。后一个问题没法回答。为啥掉头发？气虚血虚肾虚血瘀血寒血热气滞都掉头发。

甲　　：惨了，是不是要上医院才行。

按　　：头发，像是草。掉头发，就是不长草。长草，就得浇水（补肾），施肥（补血），松土（调脾胃）。《素问·六节藏象论》曰："肾者，主蛰，封藏之本，精之处也，其华在发，其充在骨。"《素问·五脏生成篇》曰："肾之合骨也，其荣发也，其主脾也。"

211. 脱发

甲　　：我老公也是脱发掉发，面油头油，也觉得自己身体不错。

乙　　：我家的也是，少白头，压根不承认。我都不知道从哪里来的自信。

丙　　：现在好多少白头。

空山：头发衰老是因为透支，所以必须改变生活习惯开始。不改变，吃药治回来，也得回去。

乙　：现在还天天熬夜，我一说，他说挺早的 12 点多就睡了。

甲　：掉头发也是透支吗？

空山：根断了，想想为什么。

甲　：虚了……

空山：头发乌黑亮丽有光泽，那叫有神，全靠气血充盈来养育，和白里透红的脸色是配套的。

丁　：小时候的头发那叫乌黑亮丽有光泽。

戊　：去年开始一年下来生活习惯慢慢改，站桩，早睡，饮食控制（当然不是做得很足，百分之六七十啦）。已经感觉人好了很多。连我老公一起也感觉好了。

二、阳浮于上

212. 耳鸣

甲　：一朋友耳闷耳鸣（蝉鸣声）一年多了，有医者说是中焦湿热，阻清阳不升，但药后效果不好，请问您这种耳鸣是怎么回事啊。

乙　：蝉鸣声，我也有。感觉体内还有风。

空山：讲讲耳鸣。气郁在少阳经，欲收而不能，冲击耳道做响，是为耳鸣。初起为实在上，久之为虚在下，治之当上下并求。

丙　：我的孕期耳鸣该怎么调理？请指点，谢谢！

空山：现代人的孕期调理我不参与的。有任何意外，中医都是西医的替罪羊。

213. 耳鸣

甲　：请问我的耳朵总是嗡嗡的，怎么回事呢？

空山：耳鸣呗。

乙　：是不是肾虚？

空山：不是简单的肾虚。

甲　：感觉真的在震动，并不是有声音，我第一次经历，不知道就是耳鸣，只有右耳。

乙　：我有时候也突然耳鸣。

丙　：休息不好的时候会这样。

按　：讲讲耳鸣。气郁在少阳经，欲收而不能，冲击耳道做响，是为耳鸣。初起为实在上，久之为虚在下，《灵枢·口问》曰："上气不足，耳为之苦鸣，目为之眩。"《素问·脉解篇》云："太阳所谓耳鸣者，阳气万物盛上而跃，故耳鸣也。所谓浮为聋者，皆在气也。"治之当上下并求。《灵枢·决气》曰："精脱者，耳聋。液脱者，骨属屈伸不利，色夭，脑髓消，胫痠，耳数鸣。"

214. 甲亢

甲　：甲亢病人是不是不能吃五谷、素菜、豆类、腌制肉类。朋友本身是素食主义者，这样说不就是只能吃肉，这样让她很困扰。十几年的甲亢，医生说五谷杂粮类湿气重，她是湿热体质，不能多吃。青菜可以吃，但又说不能提供足够蛋白质。水果属于生食，也不能吃多，最多一天一个，这样就不能坚持素食了，求各位高人指点。

乙　：首先查查这位医生说得对不对。

丙　：觉得不吃五谷豆类素菜似乎没东西吃了，只能吃肉，湿的话鱼也湿了，大米说湿，面食也湿么？真搞不懂了。

新雨：哪个医生说的？

甲　：每个医生都有自己的风格，自己与医生的医缘也很重要，就暂不追究是否医生的问题。只想看看，能否坚持素食之如，可以调理甲亢这病。

新雨：肉不要吃，其他爱吃啥吃啥，别人调不好就来挂我的号。现在这帮医生也真是，病治不好，毛病一大堆。话虽然重了点，理是那个理。

甲　：一个是岭南名医，一个是台湾在中医药大学的在硕士，我听完懵了。而且我更相信甲状腺问题是个人情绪问题，所以坚持素食，可以让她更自在的话，病才可以更快好。

丁 ：这种人有偏见，见谁都是湿热，开的方子估计要么去湿，要么退热，要么二者兼有。学院派的，体制内的，这样的太多了。

215. 流鼻血

甲 ：我就奇怪了，为什么孩子班上的同学，老是流鼻血？那些家长说，怎么治都治不好。

空山：简单，生脉饮。喝完一盒不管用的，去看新雨。

新雨：看我底方也是开生脉饮。

空山：你的气场可以安神。

乙 ：我也觉得小雨大夫的气场可以安神，我一生气一吵架就会默默的去吃生脉饮。

空山：不要，生脉饮有特殊适用范围。

216. 头发白

甲 ：对了，我头发早白。

空山：说说白发。黑为肾水之色，白为肺金之色，发为血之余。正常是水生木，所以色黑为常，异常为金克木，所以色白为异。其实白发，和白癜风，白化病，本质上有共通之处。

甲 ：嗯嗯。我儿时得过哮喘。

乙 ：秃顶呢？我家好多人秃顶……

空山：说说脱发。脱发有两种，突发性的，伴有身体其他状况的，容易治，是身体有地方堵了而已。无其他症状的单纯性的脱发，尤其女性，是肝肾亏了，难治。别说食疗了，药疗都不一定会很快见效。

217. 白发

空山：头油是阴回不去，头屑是血不能养，这就是开始衰老了。按内经说法，后面就是掉头发，再次是白头发。

甲 ：老了。

乙　：能治好么？白发。

空山：能，但是你想想，白发是变老，白变黑是返老还童，你拿什么来返？钱可没用。

丙　：我就白了好多头发了。

218. 白发

甲　：白头发怎么调理？

空山：看多不多吧，如果只有两三根白头发，拔了就是了。

甲　：上百根白头发呢？请问还能调理回来吗？

戊　：不是说了吗？两分：道路堵塞导致的，搬开堵塞就好了；如果是因为肝肾虚导致的，能治，但是会慢点。

乙　：这在外地，不在广州的。

戊　：你打个飞的来看第一次，往后就网诊不就行了。如果真是肝肾虚导致的，治好了好处多的很，不只是治白头发，那是表象。

· 第二· 外伤

219. 烫伤

甲　：张宝旬有个烫伤小方，对于开水烫伤，油锅烫伤，小面积的热油烫伤也是很管用，百试不爽，烫伤后立即水龙头下冲几分钟，取白糖撒在烫伤处，滴点凉水在白糖上，形成粘稠的糖浆状，敷二十到三十分钟（轻微烫伤五分钟），敷完基本不会疼，不会起泡，不留疤痕。

甲　：有一次女儿喝水烫到舌头，我试着让她含着一口白糖在烫伤处，也是很快不疼了。

空山：对的，白糖色白，属金，性凉，烧烫伤，乌梅白糖汤，都是取其凉意。说到这个，再补一点，雄黄对此效果也极好，不过这个不好买。

乙　：我小时候开水烫伤膝盖，当时处理不当，导致这么多年了还会隐隐作痛。

丙　：是的，张宝旬这个民间偏方真的很管用，做饭时经常被油贱伤，一冲一抹糖，几分钟就不痛了。

按　：轻微烫伤还可以用紫草膏。

220. 烫伤

甲　：我女儿试过烫伤一点，马上涂佑三很快消红了。

乙　：医院的处理流程大概是这样，保持创面清洁，把水疱里的水放掉，水疱皮留着，外涂湿润烧伤膏。如果不会搞或者不放心，就自己去医院吧。

壬　：学会第一时间处理烫伤，只要不是严重烫伤，效果快，基本不留疤。

丙　：请问第一时间应该怎么处理？

壬　：轻微烫伤，第一，先用流动的冷水清洁烫伤部位，如果有油或者脏污，可以用清洁剂清洗干净。

壬　：然后有几种处理方式，第一种，用冷水一直冲，冲到皮肤不红肿疼痛为止，冲的时间大概要持续20 – 30分钟以上，或者用冷水泡。第二种比较推荐，用陈醋加白糖泡烫伤部位，如果不方便泡，用纱布蘸着敷，很快能止痛，敷上半小时左右。不论哪种方式，处理到皮肤不疼红肿减退为止，然后擦上植物油，比如茶油，没有茶油，用花生油菜籽油也可以。一般一小时内，可以处理完毕。

壬　：我曾经发过一个，别人写的，全身滚水严重烫伤用陈醋泡全身几小时，几天内全好不留疤的例子。几次实验表明，陈醋对烫伤确实效果很好。如果是严重烫伤，用冷水陈醋处理后再去医院，烫伤第一时间处理最重要。

丁　：陈醋和白醋有差别？

戊　：泡醋伤口不会更疼吗？

壬　：烫伤用醋能止痛，不会变疼。白醋没用过，用陈醋保险。就是外面买到的喝的陈醋。我用的结果是，比其它我知道的快速烫伤疗法更好，不留疤。

己　：这种是要烫伤部位没有脱皮溃破才可以吧。

壬　：等到脱皮破烂，已经错过了处理的最佳时间了。

庚　：我儿子前两个月在补习班被饮水机的开水烫伤手背，起水泡。然后马上在士多买了一瓶陈醋，用胶袋浸泡，前后一共泡了三个小时左右，孩子不愿意把手从陈醋里拿出来，估计陈醋应该是很止痛，直到睡着，我们搽干手，涂上烫伤膏，一两个星期以后就痊愈了，没有留疤痕。陈醋对烫伤真的很有用。

戊　：这个办法好，用胶袋变形空间大。

庚　：起水泡的地方，刺穿以后会反复出水，继续起泡。等孩子睡着后，我们会刺破，继续搽烫伤膏。陈醋就是刚烫伤是泡了两三个小时，中途陈醋变热后，有加冰块降温。

壬　：如果没有陈醋，冬天用冷水，夏天用不是特别冰的冰水，也可以。因为一定要马上处理，没有陈醋的，先用冷水，再去买陈醋。

戊　：要用大量的陈醋泡，事实证明光涂抹用处不大。

庚　：是的，关键应该还止痛。

壬　：大家看清楚啊，第一时间处理最重要，别只记着陈醋。第一时间冷水冲洗，然后再用冷水或者陈醋泡，没有醋就用冷水，再次声明，别只记着陈醋。

221. 夹到手

甲　：孩子刚刚手指被门夹到了，食指指头夹破，肿了出血，有没有什么消肿止血的方法，因为是指尖的手指甲和一小块皮破了，现在手指头不出血了但有点肿。

乙　：用三七粉涂一涂。

甲　：破的皮没掉覆盖在伤口上，可以直接上三七粉吧。

乙　：我之前涂的时候是肿了，但是没破皮。

甲　：谢谢你啦，我也记得三七好像可以消肿止疼。

甲　：刚刚宝爸去药店人家给了云南白药粉，回来先包上了，谢谢你啦。

丙　：云南白药，我对它的印象一直不大好。

甲　：那明天还是换三七粉吧。家里没有备，所以刚刚手头只有创可贴，碘伏什么的没东西用，一急就不知道该上什么了。

空山：云南白药可以先用。

222. 摔倒

甲　：6个月小宝宝刚刚从床上掉下来，碰到额头了，有点红，应该怎么处理啊？需要到医院看看吗？

甲　：我家人告诉我，她目前精神还可以。

空山：童子尿。

乙　：我们家摔了没有十次也有八次了。

丙　：抚摸下娃，看她有没不舒服的。

甲　：她右边的眼睛有点肿。

乙　：一般有外伤反而不怕的。

空山：摸摸头顶囟门，别吓到就好。

丙　：摔下来喝童子尿吗？喝多少呀，我家女儿也摔下来一次，床有点高，心疼死了。

空山：喝一次。

· 第三 · 其他

223. 男科

空山：千万不要再吓唬你们家男人了，要疏导。怎么疏导？给他个白蜡杆子让他抖一抖；你给他个健身器械，每天玩一玩。但是玩一定是健康的玩，不能说跑澳门赌博去了，要健康的玩，快乐的玩，跟一些小朋友们在一起玩，跳皮筋啊。玩够了，身体清爽，阳气舒展。

空山：男科问题，几乎全在里面了。核心就一句话，没把精力用到阳刚的事情上去，全用到阴性的事情上去了。阳气痿了自然阳痿。

空山：治过一些男科病以后，就会发现这方面的问题了。中药补药和西药补药也差不多。再多补药，不去老老实实练功。比如夜跑，我是挺不明白的。本来挺阳刚一事儿，非得整成阴森森的。

空山：水浒传里专门写了好汉的标准，好汉们整日里只知道打熬筋骨，于女色上却不十分要紧。

甲 ：明白。

乙 ：你说的太直白了。

丙 ：请问拿杆子抖 1000 下是怎么抖法啊。

空山：内家拳整劲的练法。得有人教才行。你可以参考徐浩峰的电影《箭士柳白猿》里面，于承惠老先生那一段。

丙 ：谢谢，估计陪孩子玩玩放飞机，甩飞碟之类的游戏乐意点。

224. 前列腺炎

新雨：空山你太牛了，按你说的加了三味药，那个前列腺炎一剂下去基本好了。你也可以正式涉及男科了。

空山：你是加了柴胡还是黄芩木通甘草？

新雨：之前的方是生地甘草加绿茶嘛。有效但不快。加了柴胡黄芩。想了想，没加姜枣。黄芩量比柴胡大。还加了党参。

空山：这是标。继续调木土。争取根除。男科专业品牌，非莆田系。

甲 ：调木能理解，那调土呢？

空山：你讲讲为什么调木吧

甲 ：肝环阴器，木，有曲伸，阴器似同。所以这个应该从木去调。话说，我还不知道前列腺是不是长在弟弟那里。

壬 ：我能不能说我要笑得喷水了。

225. 中耳炎

甲 ：中耳炎？我记得有个吹艾烟进去治这个的方法。

空山：中耳炎要小心，容易耳膜穿孔。

226. 急性化脓性扁桃体炎

甲 ： 我儿子上月中急性化脓性扁桃体炎，听说这个病很容易复发，
医生还建议把扁桃体割掉，吓死我了。

空山：治过一个扁桃体全化脓的病人，两个白坚果一样的东西。三天
完全正常。但是我低调，我不说。扁桃体化脓也值得炫耀？
无聊。

乙 ： 我整个都是脓，给中医院吊了几天针好了，我也不想化脓。

227. 疼痛

甲 ： 昨天我儿子肚子痛到很厉害，被他爸拉去医院，我跟在后面走
太慢都被埋怨，医生说痛在左边不对呀，可能是结石，先去验
个尿，做个 B 超。然后我家爸爸深深地被吓到了。

甲 ： 做完 B 超，验了尿，花了 150 大洋，然后医生发现不知道怎么
开药，让转儿科。我说回家吧，就是吃多了，上火肠绞痛。一
直痛得哇哇叫，回来热盐敷上，润肠丸吃起，开始缓解，半个
钟后睡着了，醒来生龙活虎。

甲 ： 拉了一次大便，但是自己说后来不断放屁了。不过感觉积食最
近两天有点重了，从小学开学以来第一次这么严重，放学在家
反而吃多了。

空山：不错。

乙 ： 热盐是直接炒热，隔着布袋敷吗？

甲 ： 我在办公室，就只好微波炉微两分钟，用粗的海盐。

228. 疼痛

丙 ： 早上陪同事去趟医院。同事要求左氟沙星滴上了。我只好安静
给人家买点粥陪着。急诊医生说你这是肠胃炎，也可能是胰腺
炎，很可能是肾结石啊。不管了，先吊针吧。

甲 ： 我觉得医生也很无助，他们只能判断个概率，因为书上写着存
在这种可能性，如果他不告诉你的话，好像又不对。

戊 ： 肠胃在哪里？胰腺在哪里？肾在哪里？这个医生解剖学没学

好吧。

乙　：痛有发散性的。肾结石最初的表现就是腹痛，我老公就是这样。我们在医院碰到个老外，也是肾结石，他一开始的疼痛就是肠胃觉得痛，他以为自己在中国食物中毒了。

229. 流泪

甲　：孩子上课时电视反光，他会流泪。该怎么处理呢?

空山：黄芪9菊花3煮水洗三天试试看，我猜的，没验证。

乙　：斗胆加一味药。茺蔚子2。

甲　：非常多谢! 回头反馈效果。

反馈

甲　：小朋友之前眼睛流泪难受问题，现在没有了，多谢医生。当时的配方是：黄芪9菊花3茺蔚子2，煮水洗眼睛三天。

230. 基因问题

甲　：今天拿到了基因检测报告，偶是女性两大癌症高发患者。

空山：基因问题是先天问题，在古人那里，这个叫做命。自古以来，命是可以改的，逆天改命，就是逆着自己的天性来，修正一些自己的天性。这样先天的东西，就管不了你了。

甲　：修正?

乙　：修的好，可以改变命，就像了凡四训一样。

空山：为什么古人老说修身养性。身心一体，修不了身体就养不了天性。天性如果不养，随他自己发展，容易走偏。每个人都有善恶两面，每个人也都有阴阳两面，多养自己天性里中正平和的一面，少一些偏性的东西。

戊　：身体问题引发的心理问题，也分虚实吧，虚则补其母没错，但是实则要泄其子呀。

丙　：关于老人家的论述很精辟，"有时候，他明知道是错的，还忍不住去做去说去要求"有同感。

空山：虚的原因在哪里？实的原因又在哪里？虚就是实，实就是虚。角度不同而已。老人家神的问题，大补之药不可缺。

丁　：虚实的原因是不是阴阳不交？想了想，阳易浮，神散不收，久之阴失阳根，是以阴阳离合，是吗？

空山：你说的对。

231. 中风吊针，必然偏瘫

甲　：（讨论一篇网文《中风吊针，必然偏瘫》）这文章谁写的，我最近观察的病号很多这样的。这种病号西医叫渐进加重型，最不稳定，一般十几天二十天左右就稳定住了，不过比住院时加重不少。比如有些病号来医院时症状轻微，一输液后就彻底瘫了。同事都不敢说话呀！说了也没人听！

空山：当心被领导罚款。

甲　：转转没事，又不是我说的。

乙　：楼上是医生还是护士？

空山：人家是正宗科班出身的中医；只是人家的专业是针推，不是儿科；所以处理中风偏瘫腰腿疼痛比较多。

232. 老人家中风

甲　：老人家平时有高血压，突然觉得身体有一边麻痹，大概会是什么问题？

乙　：留意中风。

甲　：之前有过一次中风，已经去医院检查路上，不知道能检查出什么没，估计都可能给输点液回去。

乙　：我有老人家也是高血压，突然手就麻痹，医生诊断小中风。

甲　：不在广州，我估计会这样，医院肯定急诊都是西医，他高血压，一直看乡下的中医，开的都是西药控制血压。

丙　：治疗麻痹中风，中医有优势。有些西医是检查不出来的。

甲　：一个月前在广州才体检，比我老公指数还好。

丙　：我伯父 64 岁，几个月前发现一只手突然软一下，有麻痹，当时以为没事，没过几个星期就说那只手的拇指食指突然完全无力，不能握笔抓筷了，现在还在做康复吃中药。

丁　：问题是，如果真的中风，送去什么医院才会不吊针。好多都是半夜突发的，而且无法判断是中风还是其他毛病。

甲　：确实中风了。去医院路上有点流口水，手指有点弯曲不受控制，已经在输液。

丁　：所以就算我们怎么拥护中医，很多时候无能为力的。

戊　：过去的医生很多手上也有人命啊；救不好的也很多，生死都是命。

空山：提前处理。中风前兆至少可以在一年前发现。这是我们的一贯宗旨。

防

治

前言 | **说说治病**

·第一· 原理

《素问·疏五过论》曰："治病之道，气内为宝，循求其理，求之不得，过在表里。"中医治病，不论针药，都是以病人身上正气尚存为前提的，病人死了，谁也没法救。用药用针，剂量火候都要以病人的正气程度来确定，有一分正气，用一分药，十分正气十分药。正气微弱，以扶正为主，正气强大，以驱邪为主。

一般的中医治法，都是要靠人体本身的力量自愈。中药也是要靠人体自身之气才能发挥作用。简单举例，你拿一条千年老参，给一个死人吃，他也不会活过来；喂给石头，也不能给它补气。推拿点穴，普通人的力量只能作用在络，高手可以作用到经。至于中药，多数是从脏腑开始调，但是也可以用引经的方式运用到经络。一个从外到内，一个从内到外。

1. 自身之气

甲　：中药也是要靠人体自身之气才能发挥作用。"这句话是否说如果自身之气都不够了，用中药的效果会大打折扣？

空山：对，甚至反作用。

甲　：那这个自身之气不能通过药来补来增加？其实我不明白站桩打坐是如何补充自身之气？

空山：自身的元气是补不了的，只能节约。打坐站桩可以把没用完的气给收回来，不要浪费。如果用药可以补，那就会有人可以长生不死了。

2. 中医治病

甲　：体寒的人也可能有感冒或啥病毒吧？觉得病毒这个问题很重
　　　要。我是从电脑杀毒产生的这想法。

空山：想法很多，读书太少。西医往复杂了整，中医往简单了整。转
　　　基因中医，往赚钱了整。简单区别方法，搞太复杂的，就是西
　　　医方法。比如 H1N1 到 H7N9，看不懂是吧？那是西医。

乙　：病毒在中医其实就都是邪而已吧，都不会有这个概念的。

空山：病毒需要载体，载体就是这六个。这六个没了，病毒再厉害，
　　　进不来。比如你要去月球是吧？没有火箭，你飞不上去。妥
　　　了，搞定火箭就好了。

丙　：中医解决问题总是从改变内在环境着手，所以我们就用大自然
　　　生长的那些药材来组合就好。不像西医一天到晚这个病毒那个
　　　病菌的，结果搞不赢成本又太高，副作用一大堆。

3. 治病需要的条件

医学是一个具有不确定性的学科，不是说吃了药就会好。治病需要的
条件很多，医生只是很小一部分，关键靠自己。治病是多因素共同的结
果，吃了药病不好，有几个原因：

第一，医生问题：病诊断错了或者方子开错了。

第二，药的问题：品质不行，药量不对，多或少。

第三，病人问题：没有遵医嘱。如戒饮食，做运动。

第四，恢复周期不够：病情太重。

第五，天时原因，导致病情加剧。

第六，信任问题或其他。

按　：很多人说，我病了，买了药，说明说怎么吃，我也吃了，怎么
没好？没好是正常的。生病并不是喝药就会好的，谁开的药很重要。开的
什么药，更重要。永远要记住的常识就是，药的作用可能正向也可能
反向。

· 第二 · 医生

《素问·八正神明论》曰："上工救其萌牙，必先见三部九候之气，尽调不败而救之，故曰上工。下工救其已成，救其已败。"《灵枢·官能》亦云："上工之取气，乃救其萌芽；下工守其已成，因败其形。"医生也分三六九等，不是所有的医生都是明医。会看某一种病的明医也不会是通晓所有病的明医。

4. 要相信医生

空山：相信医生就好好配合，有疑惑就好好学习中医。老是拿一些似是而非的言论来考医生，谁都会烦的。网络上的言论是天文数字，哪一条都解释，早就累死了。一句话，谁说的，去找谁。冯小刚的话，谁行谁来，不行就别瞎 bb。

甲　：他是说要按他的办法，不看医生，不吃药，由得想吃啥就吃啥。

空山：病了他负责就可以。

甲　：他就是负责不了，但又不相信医生，他自己看医生都这样。他今天又说，不吃肉怎么拉屎，我说和尚怎么拉屎！

5. 中医还是西医

甲　：大宝 6 岁多，前天开始喉咙不舒服，下午和晚上都低烧，昨天上午烧到 41 度，有吃布洛芬，一整天都在 39.5 左右，一直都在昏睡。昨天医生说是急性咽喉炎。请问该怎么调理？

戊　：看了西医，就看到完全好为止，再来看中医。西药会干扰中医治疗，看了西医再看中医，如果建议完全不同，你是听西医的还是听中医的？是继续吃西药还是吃中药呢？

空山：完美补刀。

甲　：怕是什么传染性疾病，把小宝也搭上了。现在就是看看该怎么调理？

151

乙　：清淡饮食，注意补水，注意睡够，听医嘱吃药，治好了再调理。

甲　：家里有两个老人家，看了大宝发烧那么厉害，不去医院看看西医，他们是不会放过我的。我只是觉得西药治标，中医才能治本，这次在家人的压力和自己的焦虑下，只能先治标了。

乙　：没有人怪你看西医，而是希望你用人不疑，少点折腾，这对中西医都是一样的。无论你因为什么而选择了去看西医，既然去，至少了解过这医生是靠谱的吧？那就先让他治呀。

戊　：既然你觉得西医是治标的，就让西医好好治好标，然后再慢慢治本，不着急，一样一样的来。

· 第三 · 信任

《素问·五脏别论》有云："恶于针石者，不可与言至巧。病不许治者，病不必治，治之无功矣。"

6. 求医心态

甲　：朋友的孩子9个月，是医院的常客，时常发烧，咳嗽，支气管炎，和睦家都看过好几次，看着孩子这样实在心痛，想让她好好学学中医调理，别继续苦了孩子，累了自己。

空山：别人的孩子，你着急没用。

乙　：我明白了，她们也是比较着急孩子，这么大了。

空山：着急的人一律出门左转。治病的医生需要的是战友，不是敌人。猪一样的队友，就是敌人。

丙　：空山你不要这么逗好不好，骂人也这么幽默。

空山：我说的是实话，现在的孩子生病，好多是被家长科学喂养导致的。医生来救的时候，家长本能地要捍卫自己来之不易的战果。这不就是敌人吗？

按　：着急不是可以原谅的理由。

7. 信任

甲 ： 因为信任，所以找您。去眼科医院折腾了几回，各种难受。

空山： 信任是相互的。患者信任医生，这只是单向的；医生得信任患者，这才是双向的。医疗不是交易，而是相互信任基础之上的合作。医生是军师，你才是老大。没有信任，没法合作。你信医生是单向，医生再信你才是双向。

乙 ： 能遇到一个值得信任让人心安的医生不容易，所以每次都很珍惜。

·第四· 战略

《素问·阴阳应象大论》云："阴阳者，天地之道也，万物之纲纪，变化之父母，生杀之本始，神明之府也，治病必求于本。"治病求本，战略也；治标，战术也。于战事而言，一时一地之胜负无关最终之结局。于人身而言，一时之症状之消失无关最终之康复。

现代人之病，多以虚劳为主。虚劳者，气血也，筋骨也，加以情志错乱，是以诸多表现，莫不以此甚。节制饮食，适当运动，顺天时而起居睡眠，而后补气血，化痰瘀，调情志筋骨，多数病情均能痊愈，间或出现相火作乱之皮毛小事，随手调之即可。

治病之法，无问其病，谨守阴阳，以平为期。《素问·至真要大论》有云："调气之方，必别阴阳，定其中外，各守其乡，内者内治，外者外治，微者调之，其次平之，盛者夺之，汗者下之，寒热温凉，衰之以属，随其攸利，谨道如法，万举万全，气血正平，长有天命。"战略目标者，情志脏腑筋骨之平也，而后气血充足，游行其间，此之谓平人。《素问·汤液醪醴论》曰："平治于权衡。去宛陈莝，是以微动四极，温衣，缪刺其处，以复其形。开鬼门，洁净府，精以时服，五阳已布，疏涤五脏，故精自生，形自盛，骨肉相保，巨气乃平。"情志平衡者，心神不乱，五毒有常也；脏腑平衡者，大小高下坚脆有常也；筋骨平衡者，骨坚而有韧，筋松缓有度，关节结穴之处，空间广阔，气血充足。

手段者，针灸汤药按跷导引砭石皆可，动功琴书亦可辅助；而后顺天时而眠，和地理而居，可以养身延年，此之谓合天地。

按 ：治病有战略战术，战术在标，战略在本。《素问·标本病传论》曰："治有取标而得者，有取本而得者，有逆取而得者，有从取而得者。故知逆与从，正行无问，知标本者，万举万当，不知标本，是谓妄行。"治病必求于本，是不能着眼一时一地，而要着眼全局。战术上的胜利有可能导致战略的失败，战略的胜利有时候需要局部战术的牺牲。

8. 疾病和症状

甲 ：儿子今天狂打喷嚏，上次买的艾条想给他用用。

乙 ：鼻子建议灸大椎，肺俞和迎香。

空山：打喷嚏说明抵抗力还强。

丙 ：还有这说法？

空山：感冒受寒，人体启动防御，打喷嚏就把寒气喷出去了；打不了喷嚏，寒气就进去了。病和症状大家要分清楚：喷嚏、鼻涕、咳嗽、发烧，都是症状，而不是疾病。

丁 ：那疾病是什么呢？

戊 ：感冒，积食算疾病；咳嗽，发烧等是症状，这样理解对吧？

空山：对。比如高血压，也只是一个症状，具体什么原因什么病，还得深入分析。降了压，不代表治了病。就像是不打喷嚏了，不代表感冒好了。戴了眼镜，不代表近视好了。

按 ：很多的病，它只是一个症状，它并不是原因。就好像你看不见外面的东西了，那这只是一个症状。病在哪里呢？有可能是眼镜上蒙了一层东西，把眼镜擦干净就好了。有可能是眼睛出问题了，你把眼睛治好了，它就好了；但是看不见东西只是一个症状。如果你不去找这些原因，你永远治不好的。就好像发烧，你发烧的时候，你不去找发烧的原因（积食还是感冒），你就不停地控制它的症状，把温度往下降，但是降完了它又烧起来了。为什么呢？因为你的作用点错了。控制症状，就是治标；消除原因，就是治本。《素问·汤液醪醴论》曰："病为本，工为标，标本不得，邪气不服，此之谓也。"

9. 治标治本

空山：气血不足的情况下，肩颈痛扎针复位，你们觉得能康复不？不是我不会扎针，而是用针用久了，知道它的局限性了。针药推拿复位艾灸刮痧等等，就一个目的，气血恢复平衡，止痛不是目的。止痛最快的方式，是切断神经，而真正的中医，却是要消除疼痛的原因。

甲 ：不是治标不治本，而是我们要学会找本。

空山：这是最难的，甚至，对很多流派来说，根本就是次要的。

10. 战略和战术

甲 ：有效，可以作为标准吗？

空山：不能。病有标本的区别。

甲 ：比如说，用伤寒的方子，就能治好病，有效，为何不可以呢？

乙 ：很多只是安慰剂效应，缓解的症状。症状本身，根本没有缓解。

空山：是的，有时候用错了也会有效。

乙 ：很多接受某某方法治疗好了的。真的只是安慰剂效应。

空山：所以病有标本，治病必求于本。好比战略战术，战术胜利会导致战略失败。

11. 汽车保养和人体保养 ［转自刘忠义老师］

教授说：请问你们给汽车保养的请举手。都举手。

你们给老妈保健养生的请举手？寥寥无几。

是车重要还是人重要？鸦雀无声。

大街上车的刮蹭事故多，还是医院里看病的人多？回答：医院里人多。

全国每年交通事故死亡人数为 10 万多人。但是，癌症死亡人数是 190 万，是交通事故死亡人数的近 20 倍。

请问：在关注车的保养的时候，是否更应该关注家人生命的健康？

按 ：预防就是最好的战略。《素问·四气调神论》讲述了预防的重要性:"是故圣人不治已病治未病，不治已乱治未乱，此之谓也。夫病已成而后药之，乱已成而后治之，譬犹渴而穿井，斗而铸锥，不亦晚乎。"

第一部分 | 饮食篇

饮食者，取地气以养阴也。《素问·六节藏象论》曰："天食人以五气，地食人以五味。五气入鼻，藏于心肺，上使五色修明，音声能彰。五味入口，藏于肠胃，味有所藏，以养五气，气和而生，津液相成，神乃自生。"

《素问·脏气法时论》云："毒药攻邪，五谷为养，五果为助，五畜为益，五菜为充，气味合而服之，以补精益气。"五谷为养，是说五谷乃草木之精，近乎天气者，天气盛，最养人。五果为助与少吃寒凉，是说五果水多，脾阳不足者过食伤脾阳，是以少吃；饮水同水果，高于体温为宜。五畜为益，需要注意的是脾气旺者，肉食养人；脾气弱者，肉食滞气伤人。五菜为充与青菜寒凉：青菜虽然寒凉，但是经过炒制，已经有火气缓解其寒凉之性，寒凉之气弱于水果，不必太过在意。

综上，正如《素问·五常政大论》所谓："谷肉果菜，食养尽之，无使过之，伤其正也。"

养病饮食宜忌：戒生冷寒凉，少酸辣油腻，清淡为主。日常行事，万事宜缓，中正平和，自然气血通畅。

·第一· 原则

天地之德者，化育万物以育人。五行之化五味，有辛甘酸苦咸；化五气，有寒热温凉平。人者，得天地中平之气，倮虫也；同气相求，是以甘平之物与人气最为相得。甘平者，饮食之物也。万物化五行，五行中复有五行，是以甘平之物中复有寒热温凉平之分。

《素问·阴阳应象大论》曰："阳为气，阴为味。味归形，气归精。"

又曰："形不足者温之以气，精不足者补之以味。"气味和合，补益精气。食疗者，以甘平食物中之略偏之性，保养性命而已。大偏之病，以偏治偏，食疗之不及也。

一、营养与健康是两回事

营养不等于健康，营养有过剩，健康无多余。《素问·痹论》曰："阴气者，静则神藏，躁则消亡，饮食自倍，肠胃乃伤。"《素问·经脉别论》有云："饮食饱甚，汗出于胃。"《素问·生气通天论》："因而饱食，筋脉横解，肠澼为痔"现在人普遍强调营养充足，殊不知营养摄入最高的，是相扑运动员；营养摄入过高的结果，去看一眼就知道了。希望小孩子将来做相扑运动员的，可以努力加强营养，只是要记住，他们平均寿命50岁。

12. 营养与健康

甲　：我家儿子被我养得才七岁都100斤，我觉得自己好有罪恶感。

空山：营养有过剩，健康无多余。

甲　：以前不懂总觉得孩子瘦啊要给他好好补补啊，直到进这个群才知道自己的误区多严重。养胖也很辛苦啊运动课最难受，孩子除了辣椒和苦瓜不吃，其他什么都吃。现在我要深刻地反省自己的过失。

乙　：但是我家的7岁才40斤我也纠结吖，脾胃也不好。

丙　：同纠结。

甲　：我们两家的孩子就是两个极端，这个孩子看起来不算过剩了，现在好多小学生，特别男孩，一个个肚腩，眼睛都被肉肉挤成缝了。

丁　：而且家长引以为傲。

戊　：我每次看到那些小学生，个个胖乎乎的，校服又小又不透气，夏天都贴肉上，看着难受。

按　：要营养的去学营养学，要健康的来学中医。

13. 营养有过剩，健康无多余

空山：刚刚看一个视频，一个小孩子9岁就体重300斤，因为喜欢吃，停不下。我觉得这个应该是大多数家长心里期望的榜样。

甲　：现在孩子学乖了。

乙　：最麻烦就是空山说的胃强脾弱的孩子，总想吃，跟被饿了很久似的… 老人特喜欢喂，还总觉得她能吃又不长肉，应该多吃点。

乙　：喜欢吃停不下，也是很恐怖。

丙　：孩子爱吃能吃，喂起来特有成就感。

14. 营养与健康

甲　：为何不要给孩子吃那么多蛋白质？

空山：消化不了。

甲　：高蛋白的东西需要耗费很多气血去消化。

空山：是的，相对而言，精细东西消耗多。比如，你想想手机显示屏，清晰度越高，越伤眼睛。

甲　：那现在好多都鼓吹多补充高蛋白补身子啊…

空山：还是那句话，营养有过剩，健康无多余。营养最好的是相扑手，你想长这样吗？

乙　：给气球打气，是没问题，但是你有没有想过气球的感受，想打气要先问问气球能承受多少。

二、口味轻重

吃饭的目的是储存后天精气，维持人体运行。《素问·五脏别论》有云："胃者，水谷之海，六腑之大源也。五味入口，藏于胃以养五脏气。"《灵枢·五味》亦云："胃者，五脏六腑之海也，水谷皆入于胃，五脏六腑皆禀气于胃。"吃太多、太杂、太精、难消化、味道太重，都是消耗精气。吃得不如耗得多，吃就不是养，而是耗。

现代人普遍精气亏虚，味道轻了，就感受不到快感。而重口味可以吊更多的精气，精气积聚之后瞬间而散，人的身体就有快感，所以重口味受欢迎。但是如上所述，重口味也会消耗过多的精气。如《素问·生气通天论》曰："味过于酸，肝气以津，脾气乃绝。味过于咸，大骨气劳，短肌，心气抑。味过于甘，心气喘满，色黑，肾气不衡。味过于苦，脾气不濡，胃气乃浓。味过于辛，筋脉沮弛，精神乃央。"

15. 饮食原则：中正平和

空山：吃东西如同做人，做人中正平和，吃东西也要中正平和。天天吃奇怪的东西，做人也就很奇怪了。

甲 ：有道理。

丙 ：不吃奇怪的东西！我家已经大半年，早晚都是杂粮粥，加馒头包子，吃着舒服没负担。

乙 ：粗茶淡饭最健康，最近吃素最明显的收获是通便。孩子经常一天两次，自己也是整个人通畅了。还没有做到完全素，但比以前好了很多。身体状态有了很明显的改变。觉知，是成长的开始。

按 ：《素问·生气通天论》曰："是故谨和五味，骨正筋柔，气血以流。"又云："阴之所生，本在五味，阴之五宫，伤在五味。"

16. 重口味

甲 ：我爸爸也说这几天头不舒服，之前检查有血管堵塞。又不听劝，家里做菜还是大油大盐。

空山：大油大盐是他们自己控制不了的。精气亏虚了，就只能吃重口味。

甲 ：湖北的菜比较重口味。我做菜，他们都觉得没味道，我弟说我煮的汤没盐，跟喝水一样。

17. 重口味

甲 ：很多素食馆我也不喜欢，说是素食，油放得重，调料也放得很重。

乙 ：素菜就要重油。

乙　：肉菜就要少油，人还是需要油的。

空山：我之前讲过口味的问题了，精气足的，吃得清淡；精气虚的，吃得口味重。要不然，就不舒服。

18．美食和味道

甲　：天下太多美食，又有了赚钱的动力。

空山：要先提升自己品尝味道的能力。有的美食，味道的层次太丰富，只有味觉灵敏才能感受到。就像法国最牛的香水师，他们的鼻子比普通人感受要丰富得多。

乙　：闭关一段时间，出来就灵敏了。

丙　：这个有道理。

空山：味觉，取决于脾气，脾气充足，吃起来就感受特别丰富。

丁　：哦，有这样的关系，脾气和味觉。

空山：脾气，是脾的气，不是发脾气那个脾气。

丙　：其实也差不多，脾气好脾气才好。

19．食物宜粗不宜细

甲　：我朋友在日本，每天都有照片拍食物，细看真的觉得他们吃得好素，娃今年刚刚读书，他们夫妻都西医医生。就像这样，真的很多素菜。

空山：素的多还是值得鼓励下。

甲　：对，还有就是粗粮，他们都不吃精细面包，都是粗面包。

空山：精细的东西消耗气血多。做个活做精细了都不容易，何况是吃饭。

按　：《素问·阴阳应象大论》曰："形不足者，温之以气；精不足者，补之以味。"就是这个意思。

20．精气越虚越重口味

甲　：为啥精气越虚的人越喜欢重口味？按照同气相求原理，他虚了，不是要更清淡的东西吗？

空山：举个例子，你缺钱的时候想要多借钱还是少借钱？

甲　：多借，但是那些重口味其实是消耗身体啊。

空山：多借你还得上吗？

甲　：还不上。

空山：重口味也是一样的道理。精亏的人像是赌徒，越亏越借，所以吃的口味重。精足的人像是富足的人，吃点清淡的养养气就够了。

甲　：那为什么虚的人打坐坐不住，打坐不是把气血合住收回来吗？

空山：你赚钱快还是王×聪赚钱快？

甲　：王×聪。

空山：明白了吗？

戊　：资源多与少，本钱大赚得快，本钱小赚得慢。

甲　：懂了。

空山：身体好的人，打坐容易；身体差的人，打坐难。良性循环和恶性循环。

21. 口味和精气

戊　：为什么不能喝温水，一定要饮料？

空山：精气弱，没味道不习惯。

甲　：那我们有时偶尔想喝饮料，不想喝白开水，是不是也说明那时精气弱？

空山：对，讲过了的。

乙　：原来如此啊。我夏天会偶尔想喝点饮料，平时是不爱喝的。也是这个原因？

丙　：我有位同学，一直不喜欢喝白开水，就是嫌弃没味道，经常喝饮料，原来就是精气弱。怀孩子也是六年多才能怀上。

戊　：对了，生病本身就是亏虚了，自然想吃一些浓味的东西，就好像特别累的时候爱吃重油多盐一样，吃淡了感觉没胃口。

戊　：偶尔重口味问题还不大，长期这样可能会出现别的症状，不止是重口味了。

丁　：湖北湖南的同事吃饭没老干妈都不行。

空山：湖南湖北四川吃辣，那是地理问题。

按　：川菜，高音，还有酒，疏发肝气，所以特别爽。除了爽以外的，厚重的味道，能调用更多精气。用药剂量重也是如此。一方面现代人普遍容易郁，一方面也虚。

三、厨房五行

做饭的时候，炖蒸主要用的是水火合力，炒主要用的是火力。砂锅用了土力，铁锅用了金力，木桶饭，还有木柴用了木力。木辛散而香，所以木柴做饭菜或者木桶竹筒饭特别香。别小看炒菜做饭，木火土金水五行皆备，这才是文化。

22. 做饭的五行

甲　：未来应该出现木制的电饭锅。

空山：那也不一样，木生火那个火才能生土，人身土气，中国人又是黄色人种，为土中之土，只有木火才能适合中国人。天然气是什么？我就不说了。省的大家吃不下饭。

乙　：没办法，不用没得用。

甲　：蘑菇能吃吗？

空山：体质偏阴少吃；多吃太阳底下长的。

按　：不必四处问什么能吃什么不能吃，去种种菜，看阳光照射来判断阳气多少，自己想，动脑子。

23. 砂锅属土

甲　：砂锅的作用在哪里呢？

乙　：砂锅属土。人是属土的，所以用砂锅。铁锅属金。

甲　：所以说，四豆饮必须要配合人属性才能发挥它的疗效？

乙　：不光四豆饮，其实是煮给人吃的汤药的，都最好用属土的，助力，四豆饮关键是 3 小时以上。

丙　：我用陶瓷炖盅，陶土也属土吧？也是炖三到五小时哦。是不是代表可以这样做四豆饮？

乙 ：瓷器属金。

丁 ：紫砂炖锅算吗。

丙 ：砂锅不也是陶吗？

空山：陶，瓷，砂，泥分别是不同的概念，瓷一般有釉质，光洁明亮，有青瓷，白瓷等。陶分砂，泥。泥又有红泥青泥白泥。一般煮药用的是砂器，目前常用的砂器，以荥经砂器较为出名。

空山：紫砂描金壶，青瓷冰纹杯，红泥小火炉，这都是讲究人用的。我们也就跟个风。

24．烤肉

甲 ：烤的东西是不是对身体不好？

空山：要看烤什么。

甲 ：烤肉。

空山：自己去想想看。烤馒头片挺好的，不要加油，适合脾胃虚寒的小孩子。

乙 ：我记得小时候有种零食，就是用发酵过的面烘烤做的，磨牙的，好香。

空山：对。木柴烤的最好。

25. 柴火饭

甲 ：我这次回老家算是深有体会，我儿子在外婆家，煤气煮饭，脸色黄黄的；去到奶奶家，天天在山上晒太阳，吃柴火饭，反而红润了，脸色特别好看，真想把娃丢乡下去。

乙 ：十几二十年没吃过柴火饭了。

空山：乡下孩子是比城里孩子结实。

乙 ：我也这样想。我老家那些孩子的脸色大部分都白里透红。

空山：用了二十年，才知道老祖宗留下来的生活方式，才是最健康的。清淡少肉，多跑多运动晒太阳。

丙 ：绝对的，深有体会。你这几个字可以做签名了。大人小孩儿都一样。

· 第二 · 荤素

空山概述：素食和脾气的关系：肉食者勇而悍，素食者慧而寿。

26. 肉食素食讨论

甲 ：三岁前不吃肉，要大力宣传，之前我也不懂呢。

乙 ：说给旁人听，当我是有病，最经典的提问是不吃肉怎么拉屎。

空山：一省中医儿科主任说，小儿脏腑发育，三岁以后才接近成人。三岁以后才可以和成人一样饮食，这是一般情况。当然，他是不会主动讲出来招人骂的，你问他才会说。

乙 ：那时说过，长齐牙齿再吃肉，广东人只懂青菜白粥是斋。

丙 ：附近一个妈妈，她女儿比我儿子还小，每天卤肉饭伺候，4 月的时候吃全蛋过敏，住院了，10 个月天天吃卤肉，孩子吃得面黄肌瘦的，一点精神气儿都没有。

丁 ：三岁前不给肉的概念让崔×涛说就能大力宣传了。

甲 ：我们同辈的有多少人认同呢？

戊 ：很多阿姨都教我怎样用鱼啊鸡啊那些煲粥，我都是听听就算。

按 ：三岁前不给肉，也只是大多数而已，有的小孩子可以的，特别强壮爱闹爱打架那种可以的；肉食者勇而悍，没有肉吃，人的胆气就撑不起来；吃了肉还是胆小，面黄肌瘦，就是没有吸收。否则早就很彪悍了。

27. 关于吃肉

甲 ：现在这世道已经吃无可吃了，哪怕是青菜也不再单纯了，一马路边的猪饲料广告词：50 天保证长到 75 斤。

乙 ：我妈每次说不吃这个就没有营养，或者会没有其它小孩聪明之类的话，我一般都不顶，只不过我会突然蹦出一句，难道习总小时候这些都吃过了？她就不出声了。

甲　：最近向素食发展，已经在减少吃肉，萌生了回归乡下的想法。就算给老人带，他们也不会大鱼大肉，因为比较省。

按　：我本人是不反对普通人吃肉的，我只是反对在不适当的时候吃不适当的肉。第一，小孩子脏腑发育完善以后，当然可以吃。谁家小孩子发育超常，也可以吃。第二，要吃适当的肉。不适当的肉，问题多多。菜市场买那个肉，各种抗生素激素什么的，含量可以自己去测测。逼孩子吃劣质肉的家长，不是没有常识就是没有本事。你要有本事，就自己建一个有机农场，放心肉各种养，那你可以敞开了吃。

28. 素食和体温

戊　：我在想吃素食，到了天冷的时候如何保持体温？

甲　：牛马羊天冷的时候都没保持体温吗？

空山：蛇是肉食动物，但是冬天也要冬眠。

甲　：保持体温是借助于什么？阳气的温煦作用是吧。阳气怎么来的？先天精气，水谷清气，借助脾胃运化而生。关吃荤吃素啥事？

空山：其实我明白她的问题。肉食者勇而悍，素食者慧而寿。一不吃肉，就感觉胆气不壮。哈哈。

戊　：那就是要脾胃好，身体才会暖和吗？如果冬天手脚冷，根本还是脾胃的问题？

空山：正解。

29. 吃素

空山：我再重申一次，是否吃素是个人的选择，本群坚持的原则是：生病期间，坚持清淡饮食，最好是素食。其他的，大家自己选择。

甲　：其实能做到一岁前不吃肉就很好了，三岁更加难以做到。

乙　：反正我跟孩子爸都不吃，带着孩子一起不吃肉蛋奶。孩子问为什么外婆吃肉，我们就说外婆年纪大了，需要补充一点营养。

甲　：一般人也无需说这个，根本接受不了。

空山：小孩子，3 岁以后慢慢添肉，3 岁以上，病了以后戒肉。

丙　：我以前都没有坚持，经过了一次积食发烧，我就坚持了。

按　：《素问·热论》曰："病热少愈，食肉则复，多食则遗，此其禁也。"

30. 吃素

甲　：我个人比较爱吃素，但怕越素越肥，虚胖。

乙　：我家小孩一岁八个月很喜欢吃番薯这样，隔天吃可以不？怕他不好消化。

新雨：可以，素出来的胖都是健康胖。

丙　：真的感觉吃素确实比肉好，最近一个月没碰过肉，就是刚开始一周感觉容易饿，后面感觉都正常了，主要是以前不忌口也是菜里有肉我吃菜，肉都挑出来的。

丁　：菜里有肉我能接受，全素做不到啊。

戊　：锅边素是没问题的，我也是一边吃药，一边锅边素的。你也得照顾其他家里人的感受的。

31. 全素

甲　：月初宝宝积食发烧咳嗽，舌头典型草莓舌，四磨汤加大山楂，还吃了鲜竹沥。全素。宝宝第四天才排便，大便非常酸臭，连续四天排便都是酸臭的。从昨天开始咳嗽没有了。

甲　：下周已经准备按照空山的调脾胃的方子进行调理。

空山：不错，书算是发挥了价值了。

甲　：我坚持不吃西药，只是改善饮食。为了防止宝宝看到大人吃的不一样，全家一起吃素。

乙　：我发现了吃素太多好处了。身体清爽，精神好，今天爬山，发现体力比以前好太多了。孩子也是，爬山都是自己走，比以前也愿意运动多了。现在笑得也多，也大声。

32. 吃素

甲　：我要主张吃素，可是家里人反对，现在从我自己开始，自己只吃素。

乙　：我也一人奋战在吃素的路上，家人都反对！连调理脾胃的药都得等老人家回去了，我休假了，再慢慢调理。

甲　：看来中国人尤其是老一代的要吃好了这种观念真的好难改变，说吃素就感觉在受虐待。

空山：历史原因。

丙　：孩子在家全素一个星期舌苔基本恢复成这样。昨天过节外公要接去，我的唯一条件是吃素停水果，结果引发一场家庭口水战，还好最终外公妥协了，不知道两天后回来怎么样，好忐忑。

丙　：全素的前提是她们幼儿园出去春游订的午餐是麦当劳。

乙　：说到水果我就头疼……我家里是晚饭后八九点才吃水果，个个说上火，都吃火龙果，香蕉这类水果！还拼命要塞给宝宝吃，还说吃多点，便便才不痛。

丁　：吃素家里人反对的，推荐一部视频和家人一起看，《刀叉胜过手术刀》。里面有国外科学家到中国的调查，越贫困的农村，癌症几率越低。癌症和吃肉数量成正比。还有心脏病，高血压，糖尿病等等。

33. 肉食

空山：千万不要偏执。阴阳要平衡，到最后，该素的素，该肉的肉。

甲　：不偏执，我是自愿素的。

乙　：我认识一个吃素的，太偏执了。她去香港，她朋友叫她帮忙买个打蛋器都不让买。

丙　：我能说因为素菜比荤菜好做吗？至少好熟。

空山：如果能化的话，身体弱的人，适当用一些血肉之品，气血会足一些。前提是，能化。

空山：好了，就讲这么多。然后我们继续宣传素食，预防积食。

丁 ： 寺庙僧人也吃蛋的。

戊 ： 不吃蛋的，那属于荤腥。

己 ： 那他们是蛋奶素，不是纯素食。

戊 ： 没受戒的不知道，正规的一旦受了就奶也不行的。

空山：佛教好多流派好不好。

庚 ： 基本现在汉地的禅宗连蛋奶、五辛都不吃。

34. 吃太多

甲 ： 亲戚家小孩，一岁在外婆家，说她太瘦，晚上十点吃一碗白饭，一整碗饭，不算白天三餐。

乙 ： 这是要撑死宝宝的节奏。

丙 ： 老人家的观念很难改的，她们觉得一定要多吃，不然不长肉。

丁 ： 老人家把他们小时候没得吃的恐惧焦虑都附加到孙子这一辈。很多幼儿生病真的是吃出来的，等到成年时不知道还会带来多少后续问题。

乙 ： 有些孩子还真的是非常能吃哦，我有个朋友女儿四岁半，身高120体重40斤，她说每次吃饭都要控制着，看到什么都要吃，而且吃很多。

空山：心瘾。

己 ： 昨天看到 9 个月宝宝，25 斤，可怜我家 4 岁才 30 斤。

丁 ： 现在我小姑女儿，每次回来吃完我家公公给的零食，总是会生病喉咙发炎。可是老人家还是不怕啊，好了伤疤忘了疼，下次还给。我小姑只能看得紧紧的。

乙 ： 我朋友的孩子，小的时候喝奶都比我们的多，然后一直便秘，几天才拉，会出血的那种。

空山：若要小儿安，三分饥和寒。

己 ： 我家娃吃多吃少自己定，所以胃口一直很小，体重也很小，马上三岁了，24 斤不到。

庚 ： 不能如此说。你也要看看你家长的身体情况是属于什么体型。

己 ： 孩子精神状态好就好，我觉得不用太纠结这个，所以我一般都不去管身高体重。

己　：我有朋友小孩也是一直长不胖，后来素食了反而长胖了。

甲　：因为长期用嘴投票，家里顿顿鱼肉都剩很多，最近奶奶煮菜从三荤一素变成三素一荤，为鼓励，我就特意吃光素菜。慢慢转变了。

辛　：大家都说我家运动以来长肉了，我看儿子没多长，但是肉吃了也不积食，就坚持运动。但还是盼着能长肉啊。想不到上周按摩突然摸下脚板竟然厚了。

35. 清淡饮食

甲　：平时以清淡为主，坚持洗湿疹方。看着有相同情况的朋友，就忍不住说两句请教一下。现在会继续观察宝宝情况的。

壬　：你把每天吃的清单都列出来，才能得到更多帮助。

甲　：明白。自从上次提过的猪蹄汤那些不再喝了，现在平日里都是普通青菜（菜心，包菜）米饭，排骨。就今天多了小米粥，还有淮山骨头汤。

空山：果然，一说清淡就不会吃了。广东人吧？

甲　：也只喝了汤，没敢吃太多肉类。

壬　：世上蔬菜五谷何其之多，为什么施主只挑青菜白饭吃呢？

乙　：我家奶奶就是，晚上说吃素，天天就是青菜，小朋友现在都抗议了，说：我喜欢吃胡萝卜，喜欢吃土豆。

丙　：排骨，排骨汤还算清淡。

丁　：的确，广东人一说吃素，只会白饭＋绿叶青菜（炒或者汤）。

36. 素食

壬　：哺乳期，大人吃肉小孩没事的，没必要素食；小孩有事，先素食观察，再一点一点加肉。

甲　：我也不全素，但是身体状况不好的情况下还是素吧。

乙　：莲藕，板栗，花生，西红柿，金针菇，蟹棒菇，腐竹～

丙　：广东人说清淡意思是淡，不要咸辣油。不是不要吃荤。

壬　：肉补阴，蔬菜五谷补阳，不可偏颇。吃素吃出一身病的，也见多了。

空山：你先歇歇，先学会吃素，再慢慢推吃肉的事。

壬　：吃素好不好，看人。

空山：吃肉可讲究了，一般人根本不会。

壬　：先学会吃素是真的，但是不可把肉食当虎狼。

乙　：我觉得我们现在的人其实真的不懂得吃，无论是肉还是素。

丁　：看来我是没有了解到所谓的清淡饮食和素食的真正意思。各位所提到的，我还得学习学习～

空山：还有人吃铁呢，你咋不去吃呢？还有人飞檐走壁呢，你咋不去飞呢？人生最可耻之事，莫过于拿别人和自己比。和姚明比身高，和小贝比帅，和马云比富。这是有病。

戊　：我感觉大部分同胞听别人说这个吃了好那个吃了好，就是不去感觉自己的身体受不受得了

空山：是啊，老鼠还吃巴豆呢，人吃吃试试？

己　：好多人都不会去了解下自己身体，没大病大痛就不理会。如果能用看待汽车一样心态，定时定候去保养，那就好啦。

庚　：水果其实我挺喜欢吃，草莓，哈密瓜，猕猴桃，但是，我吃一口下去心都拔凉拔凉的，嘴瘾是过了，但是心里苦啊，所以你说再好吃再有营养再贵，不到我吃了不觉得凉的时候我就不吃。

37. 鱼肉

甲　：小孩子只是吃饭多，吃鱼肉，其他肉不怎么吃怕不？

空山：不怕，多吃点蔬菜。

乙　：不吃肉都不怕啊。米饭最养人，你看减肥的都叫不要吃米饭。

38. 鸡蛋

甲　：身边一个中班的，说肚子不舒服，问什么原因，当妈的说今天吃了6个鸡蛋。有人提醒说不能吃那么多，当妈的回答他爱吃。

乙 ：悲催的孩子。

乙 ：我去…6个蛋…

甲 ：6个蛋太能吃，已经满嘴烂牙了。土克水啊！

空山：6个蛋…不怕神一样的对手，就怕…的父母。

·第三· 谷果菜

一、五谷为养

五谷为养，五果为助，五畜为益，五菜为充。《灵枢·邪客》曰："营气者，泌其津液，注之于脉，化以为血，以荣四末，内注五脏六腑"。为什么五谷为养呢？因为五谷是种子，是植物的精华之所在，所以为养。五果五畜五菜，都比不上五谷的精气足。

二、五果为助与少吃寒凉

为什么中医总让你少吃寒凉的东西？（摘录）

气滞血瘀是中医常用的术语，病的根源多源于此。现在为什么肿瘤、囊肿、中风、癌症、女人痛经、男人性功能低下、过敏性疾病越来越多？都有贪寒凉的不良习性在里面。很多女人痛经，吃药时好点，停药即发，问她有没有禁寒凉？她说，为什么要禁？西方人不都是这么吃？这些观点明显是以为人就都是一样的，却忘了不同地域的人体质本来就是不同的。现在的人，肥腻之物吃得多，又不肯运动，脏腑功能使用过度，影响气血运行，加上贪寒凉，真是雪上加霜，不生病才怪。

按 ：即《素问·调经论》所云："血气者，喜温而恶寒，寒则泣不能流，温则消而去之。"又："厥气上逆，寒气积于胸中而不泻，不泻则温气去，寒独留则血凝泣，凝则脉不通，其脉盛大以涩，故中寒。"水果和喝水都是寒凉。

39. 饮食温度

甲 ：冷食是冻过的还有其他吗？

空山：低于体温都算。

40. 冬天吃冷饮

甲 ：听说冬天可以吃点冰棍？冬天适合吃，夏天反而不适合。

空山：请用理智想想吧。

乙 ：冬天适合冰棍的理论来由是外寒内热？那也只能吃吃萝卜呀。

戊 ：我们家的菜都是自己种的，凡是绿叶菜都需要阳光照射，包括茄子黄瓜，反而番薯、胡萝卜地下的植物是不见光的，它们寒凉吗？

丙 ：一切调动气血的都以损耗为前提，你搬家是不是扔掉两三箱东西？地下的就寒凉，你吃过姜没？

空山：姜生长时见不见阳光的？来热烈讨论吧。

戊 ：姜很奇怪，喜热不喜寒，又不能太干，也不能太湿，收获在秋天，看不明白，但是真的不喜光。

丁 ：我们这里是正姜二芋（或葛/薯），七葱八蒜。正月种姜，待姜出苗时，要用山上岗草盖住姜头，否则阳光晒到姜头就变绿色了。到十月姜苗被阳光晒到黄谢了，就可以挖姜，此时的姜易刮皮，又肥。符合春耕秋收。

41. 成人水果

空山：这几天天热，水果可以适当多吃，尤其是西瓜。湿热的榴莲什么的，还是少吃。我这几天连续吃了几天，没有不舒服，所以大家可以放心吃了。关键看天气啊。

甲 ：我能吃吗？戒了好久啦。

空山：适当吃点看看吧，一次不要太多，舌头黄的可以多吃。

乙 ：上次我看的中医说冰淇淋可以在夏至立秋间，中午有大太阳的时候吃点。我也是牙龈肿痛。

空山：我一年中吃水果的日子，就在这几个月。天热，好吃的水果多。我的脾有点虚寒，所以其他季节不太合适。

空山：吃西瓜试试吧，冰激凌谁爱吃谁吃，反正我不吃。

丙 ： 荔枝，这个时候适合吗？

丁 ： 当季当地，水果食用基本原则，结合身体情况。今年黄皮可能不多，不过黄皮是很好的水果，可以稍微多吃点；荔枝偏湿热，浅尝辄止吧。

按 ： 有的人感知不到某些食物不合适自己，就拼命吃，是因为感知力退化了。打坐站桩就是为了恢复人身体自己的感知功能，时候到了，能不能吃，自己的身体就会告诉你。在此之前，还是要注意控制自己。我就是因为脾胃虚寒，所以吃水果要看天气，天热才吃。下雨，尤其下大雨，就不吃了。

42. 水果

甲 ： 前楼那个小弟弟，人瘦小，胆子小，两眼之间发青。问他奶奶给他吃什么，说啥都吃！最爱香蕉、苹果，连饭都给！说是戒了奶就什么都吃了。

乙 ： 五六个月吃饭？

甲 ： 现在才五六个月大。估计很早就给水果蛋黄了，现在饭也给。我妈说好想说这个孙子好瘦好瘦啊！但看他奶奶非常自信，没说出口。

空山：饿坏的一代人现在养坏一代人。

丁 ： 普及小儿喂养太重要了！

甲 ： 他奶奶还整天怪她媳妇养的小孩瘦。但是他媳妇就是小孩妈妈，也不以为然，还说其他小孩太胖抱不动。小孩瘦没什么，关键一点精神都没有。瘦可能是体质，但是没有精神、病快快就不太好吧。

丁 ： 闭眼当看不到算了，各有各的因缘。

43. 水果

甲 ： 香蕉湿热小孩不能多吃，那大蕉呢？

乙 ： 香蕉大寒好吗。

空山：香蕉是寒的，不是热的。

乙　：不管什么蕉，只是口感不同，并不改变寒的属性。

丙　：自己用枇杷和蜂蜜熬制的枇杷膏使用有什么需要注意的吗？

乙　：枇杷凉，热咳可以用用吧，我理解，寒咳就别给娃吃了。

壬　：滑滑黏黏腻腻的东西，以后少吃。吃的时候，先想象一下进了身体如何消化。

乙　：那倒不是，淮山就好。

空山：对，黏黏腻腻的东西生痰，淮山也一样，所以吃法要讲究。

壬　：淮山有谁生吃？蒸熟后就好很多，但确实不是太好消化。

乙　：就是说熬制后变成滑滑黏黏腻腻，而这样的东西生痰，不好消化。

44. 水果

甲　：朋友发的"幼儿园的分享日活动，天天想到要和小朋友分享香蕉，而且坚持要每个小朋友两个香蕉。本着爱和自由的理念，我支持了儿子的想法"。我赶紧和朋友说量太多了。尤其是给别人家孩子吃东西，更要慎重。

空山："尤其是给别人家孩子吃东西，更要慎重。"……是的。

丙　：我觉得给娃吃香蕉这个问题真的非常普遍，随处可见。而且观念根深蒂固。

丁　：我女儿香蕉过敏，或者说是不耐受，一吃就起湿疹。

甲　：这娃年前还因为麦粒肿做了全麻手术。麻醉药那个寒啊，我是深有感受。现在还整根整根香蕉地吃。

丁　：可能真的受不得寒凉？我女以前煲粥没有放姜，有好多口水，放姜之后，马上减少口水，好神奇。

戊　：一次一根确实有点多。

己　：我们家也超喜欢吃香蕉，之前咳嗽去固生堂看了，说不让吃生冷的东西，娃又喜欢吃，娃爸偷偷地给娃买了香蕉吃了再回来，我都跟娃爸说，你这是真爱娃还是假爱娃。

庚　：偷偷喂香蕉+1，也是心累。还有猕猴桃，说是维生素丰富。

45. 水果

甲　：香蕉、火龙果、猕猴桃，寒凉水果三最，也是奶奶麻麻爱给宝宝吃的三最。

乙　：因为天天电视都说补充维生素，增加抵抗力！尤其以上三种蔬果含量高。

丙　：我不记得从哪里看过说小孩不要吃那么多水果，对脾胃不好。于是我孩子基本不吃水果。偶尔吃点苹果橘子。

甲　：很多小孩一天一个香蕉一天一个猕猴桃，确实人家没啥事，活蹦乱跳。说吃了不好，咋说也说不清，就只能说现在种猕猴桃都用膨大剂。

戊　：据闻现在的香蕉、猕猴桃、火龙果都是转基因的。这水果一出生身份就不好。

空山：不是水果不好，是体质不合适。现在是脑力劳动多，体力劳动少。脑力劳动者吃体力劳动者的东西，当然不合适。想吃体力劳动者的东西，你得换个职业。

丁　：都去搬砖。

戊　：是不是体力劳动者就适宜多吃水果？

空山：阳够足，能化解湿的，是可以的。

按　：跑酷的人可以飞檐走壁，你咋不行呢？因为本事不一样啊；体力劳动者吃水果是补，你吃水果就是泄，这是因为体质不一样啊；还有人喝酒一次喝两斤呢，你咋不行呢？酒量不一样啊。合适的就是最好的，恢复自己的本能，按照本能去做事，就是最好的。

三、五菜为充与青菜寒凉

46. 青菜性平

甲　：青菜基本都是凉的。

空山：蔬菜所以说凉，也不过就是水分比别的食物多一些，但是比水果还是少的。还有，炒菜的时候用了火力，还要用葱姜蒜等辛温之物佐之，所以出锅时性味已平。说青菜是凉的，只是无知之言，不足为凭，徒惹笑耳。

乙　：那蘑菇呢？笋呢？

空山：蘑菇比蔬菜凉，因为不见阳光，性阴，但一样也要炒了，所以不必多虑，顶多多炒一会。

乙　：好吧，蘑菇再见。

丙　：加多点姜炒就是。

甲　：我感觉饮食上问题不大，菜多肉少，水果现在也很少吃。冰箱里的都基本不吃了，难保夏天会吃一点。

乙　：放多点蒜爆了它。

47. 蔬菜

甲　：煮面的蔬菜要另外煮，有原理吗？

乙　：青菜水寒凉，菜汤啊。

丙　：怕寒放一片姜。

乙　：其实既然不苦的菜都不寒凉，对平人来说，菜汤也不会凉到哪去，实在怕凉放点姜足够了。

乙　：我家的体质比较寒凉，可能因此特意这样提醒。

空山：感冒好了以后，脾胃略微有些虚弱，所以难消化的不要吃，但是一般的菜汤瓜汤没所谓的。

48. 素菜

甲　：大家平时给娃做素菜，一般做些什么啊？

乙　：蒜蓉西兰花，白灼西兰花加酱油，玉米粒炒甜豆（有时加萝卜干），炒甜豆，土豆丝，玉米胡萝卜粒炒豆干粒，凉拌豆腐皮，蒸豆腐加点酱油，煮豆腐（加萝卜干），炒白萝卜，煮白萝卜，芹菜木耳，淮山炒木耳，甜豆炒百合…好多啊！

丙　：嗯嗯豆腐豆干我家经常用来配菜，还有各种菇。

乙　：菇煮的不多，广东湿气重只偶尔吃，豆干豆腐和萝卜干是最喜欢的了，拿什么炒都爱吃。

乙　：我说儿子不能吃肉，我妈就说那能吃什么？于是我就开展了一星期素菜不重样。白米饭俺只会加紫菜……还有啥花样？

丙　：玉米饭，胡萝卜饭，西红柿饭，偶尔加点黑米、糙米什么的，不过以白米饭为主，我家吃素以来，米少得最快。

丁　：豆子饭也可以，加一点红糙米，白里透红，板栗饭，白菇饭。

乙　：我们还可以在这里列个素材菜谱，做好拍个照，回头给那些说没肉吃什么的奶奶姥姥看看。

丙　：我家爸爸想吃肉的时候会把鸡啊鱼啊烧辣一点，孩子看都不看。

乙　：对呀，就挑孩子不能吃的做。

戊　：我家最爱，南瓜，西红柿，葫芦瓜切块炒一下再煮，胡萝卜炒干子，腐竹，豆腐皮，这个季节的莴笋，冬天的萝卜，有机花菜用黄豆酱炒，洋葱，各种做法的土豆，超爱素菜汤煮的手擀面。

· 第四 · 饮水

49. 每天八杯水

戊　：看看天就知道了，最近一直不出太阳，一味阴雨，土本来就湿，还喝八杯水。

空山：最近的天气是太阳不出，就是君火不明；阴雨绵绵，就是湿土为病。本来就湿的人，喝水补不了津液。

戊　：这个文章应该是谣言，水不能补津液，何况吐是水湿太多，不是渴。

空山：之前讲过，白种人肺气足，毛发旺盛，毛孔粗大，所以水分蒸发量大，身体偏燥，不喝水，就难受。有一群不学无术的人直接照搬白种人喝水方式，结果就一脸的水色。喝那么多水，问题是你有人家那么多毛孔吗？

甲　：自从空山叫我不渴不喝水之后，我发现其实真的很少渴，以前去哪都带水。

50. 喝水

甲 ：我娃现在每次要喝水都会自己拿，不喝不强喂。

乙 ：小娃娃玩起来什么都忘了，不断出汗，不断在跳跑，还是要补充些水分的。五分钟一次肯定太频繁。那多久一次合适？有没有标准呢？

丙 ：标准就是娃自己想喝。小孩子又不是白痴，渴了自然想喝，不渴就不想喝，大人少干涉。

空山：对。

乙 ：是这个道理，但是大人都有口干、渴、很渴的区别，也会忙起来顾不及喝水。小宝宝一样是这样，很渴了，但是身体没有发出信号表示强烈缺水了。

丙 ：小孩子最健康，如果大人不干涉。看一岁多的小孩坐起来笔直笔直的，不用大人说抬头挺胸；大人莫要过于焦虑，啥都担心，会影响小孩的。

乙 ：这点我认同。

51. 喝水

甲 ：最近发烧的孩子里，我听说几个孩子的症状是精神好、呕吐。西医肯定是打点滴了，但中医治疗这种喝不进去的孩子，有啥办法？

空山：办法多了。

戊 ：总的来说，就是降胃逆。

空山：对。水逆用五苓散。

空山：按五运六气，这几天转二之气，主气少阴君火，客气太阴湿土，配合天气看，很明显是太阴湿土为病，加上少阴君火不明。多数都是中焦土湿，心脏功能衰弱。

空山：必须得从这两个方面治大面积流行病啊。

甲 ：吃了就吐，也行？

壬 ：可以。

52. 幼儿园喝水

甲　：幼儿园喝水是定时定量必须喝完。

乙　：不喝完老师批评，我说你叫老师给少一点。

甲　：得你自己跟老师说才行。

乙　：叫你去厕所，你没有尿，你就进去洗手然后出来。

丙　：我去参加娃的开放日，老师喊他们去喝水，每个人杯里就一点点水，喝完自己放好杯子就行了。

空山：给幼儿园老师上课才解决根本问题。

53. 消渴

甲　：我们小区有个小孩，十几个月，楼下玩基本五分钟一泡尿，她妈妈还不停的让他喝水，他也一直喝，然后一直几分钟就尿尿，每次尿的还不少，这样正常吗？

空山：可能是消渴。

戊　：消渴？不是吧，这么小。

乙　：一直以为消渴是糖尿病的症状。

甲　：好吓人的，那尿尿，太频繁了；我们娃玩一个小时可能还不会尿，她就十几次。我有稍微说下，我说你们家娃娃一直尿尿就不用一直给水喝，她说尿了不喝会渴，而且还说好热要多喝点，她说一直尿尿是排毒。

戊　：宝宝很瘦？

甲　：她下去玩一小时左右，她娃娃可以喝两三百毫升的水，我家的可能一点也不喝；瘦倒是不会，就是感觉一直要流口水。

空山：现在治一周就好，若伤到肾以后就不知道了。

丙　：这么小的也消渴？

空山：小就不能消渴了吗？

丙　：为啥呢？没了解过消渴耶。先天问题吧？

空山：多饮多尿，燥渴也。

甲　：娃娃基本喝完就尿尿，她下去玩，就不停在喝水，尿尿，喝水，尿尿。我每天早上带娃下去，她也下去，有时候水不够，都找我拿，而且我的是温水，她说温水喝了热。

空山：各人有各人的福报。

54. 消渴

甲　：我认识一个阿姨，长期大量饮用白开水，我看她喝水的瓶子，估计她一天的饮水量超过三升，不包括食物里摄入的，然后最近查出糖尿病了。这两个有关系不？

空山：有。三消的问题：上消口渴，中消善饥，下消溺精。

甲　：也就是说她是口渴的？要不然怎么能喝那么多水。

戊　：感觉口渴。

空山：渴有三种：燥渴，湿渴，虚渴。她是燥渴。燥渴是多饮多尿，能排出去，湿渴不行。

戊　：心移热于肺，肺消。

空山：不是心热，是阳郁。

壬　：白人肺气足，白人得糖尿病是不是不容易有燥渴。

空山：相得就没事，只怕太过。

64. 吊针

戊　：吊针真的和舌苔有关系，我亲眼看见一个发烧吊针的大人，好了之后舌头中间裂开。

空山：看了吧，我多年前的推测。

戊　：是立即显出来了，根本不用等几年，好可怕。

甲　：我有裂纹啊，小时候身体确实很弱，打针挂水多。

乙　：舌头开裂是哪里不好了啊？前段时间突然有裂纹，后来自己好了。

甲　：看来我身体很差，之前有个医生说有裂纹是阴虚火旺的表现。

空山：不一定。

丙　：为什么你们小时候就挂水多的呢？

戊　：原来挂水会导致裂纹，我妈说我小时候很少生病，但是高中长了个良性瘤，吊水吊了两周。隔了有 10 年吧，就是生完孩子吊了三天半水。

空山：不是洪水猛兽，必要时也得用，现在的问题是使用过度了，能不用就不用而已。

56. 寒凉药

甲　：我发烧三天了，去中医院看了病，开了药，回来吃了腰更加痛了，原本没咳嗽的，也咳嗽了。医生开了荆芥、连翘、金银花、桑白皮、板蓝根、百部、浙贝母、黄芩、甘草、牛蒡子。现在已经腰痛得没办法，在艾灸了。

空山：那药不能吃，继续喝你的小柴胡，加倍喝。然后同时喝白粥，一天到晚喝白粥。

甲　：谢谢，家里人非让我去医院吊针，我几番坚持，最后妥协说去中医院好了，我这两天都是只喝白粥和吃馒头。

空山：这个舌苔开连翘金银花板蓝根黄芩桑白皮，这个人学的是西医吧？一片清热解毒药。医学末世啊，随便教个大学生，一个月，水平就比这种学院派高。

甲　：家里人非让我去看病吊针，说拖太久影响喂奶，然后去了中医院。都没有看舌头和把脉，所以拿药时我就隐隐觉得不妥，但还是吃了两天药，然后就更加痛苦了。

乙　：为什么都爱清热解毒呢？这个习惯是怎么来的？是因为发烧字面就是热，还是有什么其他原因？

戊　：西医思想指导中医用药，就是这个结果。

空山：清热解毒药大概是历史原因导致的吧，感兴趣的可以自己去考证。

· 第五 · 忌口

《素问·热病》曰："病热少愈，食肉则复，多食则遗，此其禁也。"《伤寒论》亦云："病人脉已解，而日暮微烦，以病新差，人强与谷，脾胃气尚弱，不能消谷，故令微烦，损谷则愈。"病中忌口，是经典中明文强调治病要注意的事情。

57. 忌口

空山：中医说严禁吃，病人尚且还偷偷吃一点，如果说可以吃一点，不知把一点理解成多大量了。

丙　：我说的是一般人，中医也是建议病人戒口，一般人也不会叫他这不吃那不吃的，病人必须遵医嘱。

甲　：我有个舅妈，糖尿病超级严重，还不愿意戒口，一让戒口，舅舅就说，啥都不让吃，活着还有啥意思。

丙　：我妈也糖尿病，她会戒口，但偶尔的偶尔，会吃一点含糖的食物。

甲　：偶尔应该没关系吧，我那个舅妈，是严重到脚烂掉了一半。

丙：那还不戒口，我妈也就是七点几而已，都戒口啊。

甲　：好像之前看的西医，基本是下了死刑判决书，后来用民间偏方治好了，然后又大吃，现在情况又不太好，思想上改变不了，病很难治的。

乙　："中医说严禁吃，病人尚且还偷偷吃一点，如果说可以吃一点，不知把'一点'理解成多大量了"。这个深有感触，我在家也就夸大了说，要是一说可以吃一点，那估计就差天天吃了。

58. 疾病忌口

甲　：糖尿病应该不是吃多了点蛋糕就得的吧？

乙　：糖尿病是一个慢性积累的病，不是一顿饭吃出来的，空山说的很典型，我爸爸就是，我爸还真不怎么吃糖，一般大男人都不太吃甜的吧。肯定身体还是有别的原因，只不过现在医院只管上胰岛素。

丙　：我爸肉吃得很少很少，酒喝得很多，也是糖尿病，十几年前开始吃得很咸很咸。

空山：病人不忌口还是自己意识不够，自制力不到位。

59. 忌口

空山：糖尿病人是不是完全不能沾糖？三高的人是不是一点肉不许碰？都不是啊！偶尔吃一下没关系的，心情好最重要。凡事有度即可。

甲　：这个讲得好。吃这个怕这个的话，感觉没什么人生乐趣了。

乙　：可是我喜欢吃的东西往往没度，不吃个过瘾还不如不吃。

甲　：之前一天总想着什么时候饿了怎么办，整天吃吃吃，最近知道要戒口，开始改改习惯，饿一下没关系，2周下来，发现没那么爱吃了。

空山：食物，虽有偏性，但总归不会太厉害，本着当地当季的原则，都可以吃点的。

丙　：感觉练瑜伽后胃口都变小了，讨厌肉，喜欢各种素食馆的菜品。

乙　：凡夫俗子还是都要吃一点的。

60. 不遵医嘱

空山：来看两个案例。

案例一：九岁，感冒发烧，流鼻水，偶尔咳嗽，无痰，咽喉很红，痛。今天是第六天了，星期天晚泡澡（紫苏叶水），星期一喝生甘草和桔梗水，当天下午精神已经很好，晚上吃了几个虾，星期二早上就开始感冒流鼻水、发烧到现在，发烧最高40度，到星期三晚上都不退烧，就喝了美林，口腔炎喷雾剂。

案例二：女儿八岁发烧，喉咙发炎我给她煲了生甘草和桔梗水喝，昨晚睡觉时拿洋葱放脚底，她喉咙发炎比较严重，能再拿鱼腥草煲水喝吗？我今天炖了瘦肉生橄榄汤想给她喝，好吗？还有她发烧感冒我给她泡紫苏叶加姜泡澡。

甲　：肉，虾？

空山：讲过几百次了，她也听过几百次了，过耳就忘。

乙　：是不是在一边做减法一边做加法，本来不严重因为没有控制饮食才加重了病症。

空山：还有一个妈妈，我告诉了她怎么做以后，今天说，又吐又拉，
　　　挂了水，上了达菲。我问，药吃了吗？说是吃了蛇胆川贝液。
　　　焦米汤喝了吗？说是太着急忘了。嗯，所以我也没办法了。

丙　：确实挺累人的。

乙　：这就是空山说的治得了大人才能治小孩的。

丁　：那叫浪费空山心血，问了又不做，那就别问好了…

戊　：一边吃西药一边吃中药，不管用就赖医生开的药没用，给空山
　　　说几句也是应该的。

戊　：有时候不管是谁，某些观念要重复一定次数才会见效。

61. 燕窝

甲　：我觉得燕窝挺合适的。

乙　：燕窝好吗？

丙　：燕窝花胶这些，就算月子里不吃，以后也可以吃，女的一般都
　　　蛮喜欢的…其他太补的反而不一定敢吃。

空山：别乱买燕窝。

乙　：谢谢~主要想问问，送点什么给产妇好点。

空山：产妇气血大亏，现在什么都不合适，一般要在三到六个月以
　　　后，用参茸泡酒可以试试；燕窝滋腻，说是养阴，脾胃不好，
　　　一样吸收不了；总要等到气血恢复，脾胃能力恢复，吃了能吸
　　　收的时候，才可以用。不要什么都推荐，耽误了产妇。

62. 虫草

甲　：一大早在另一个群里看到说3岁的孩子经常给他吃鹿茸虫草，
　　　也是醉了。

甲　：妈妈还是中医院的，刚才说家里经济条件好的都推荐吃虫草。

乙　：我身边就有吃虫草雪蛤的女娃，说小孩肺不好，补肺。

丙　：我同学说她坐月的时候煲阿胶，她也给3~4岁的女儿喝，女儿
　　　10岁就来月经，而且一个月只有几天是干净的。

空山：嗯，很多。吃了容易早熟。

63. 虫草

甲 ：冬虫草汤和海参小朋友能喝吗？

乙 ：不能。

空山：不怕出事尽管吃，因果关系的复杂性在于多因一果和一因多果。

甲 ：是因为是补的东西吗？请问孩子如果喝了会怎么样？属于会早熟的那种结果吗？

空山：一因多果，有的早熟，有的就是就胆道闭锁，还有其他好多。

64. 安＊直销品

空山：前几天踢了一个妈妈，小孩半岁开始胆道闭锁，他们就是从几个月开始就喂燕窝。你尽管可以试试。燕窝鱼翅鲍鱼熊掌穿山甲鹿胎，有钱轮着来。

甲 ：这些东西我妈全都不准我吃，怀孕的时候家婆想着各种法子做补品，我妈都禁止我吃。

空山：他们家最后疯了，按照安＊直销品还是什么其他的营养食谱，早上起来开始，隔一个小时换一种营养素。一天七八种，才一岁多点。

乙 ：听起来就感觉心酸。

丙 ：诉苦的，根本没想过改变，自我式感动。

空山：对，每个群里都问一句，不管别人怎么回复，都不理会。

丁 ：这样的孩子其实挺多的。

空山：最惨的是，她还加入了一个胆道闭锁Q群，群里各种"谁敢比我惨"，群里有个宝宝不到三岁还是四岁，就把胆给切除了。

65. 胎盘

甲 ：有一个3岁的男孩，爷爷奶奶天天塞肉给小孩吃，动不动就咳嗽发烧，老人家说小孩体质不好，弄了个胎盘给娃吃，结果娃本来就有点点咳嗽，那天吃了胎盘，第二天凌晨三四点咳嗽吐了好几次。

乙 ：曾经也是一部血泪史啊。

甲 ：给小孩吃胎盘，孩子奶奶说那天晚上咳一晚上，凌晨就吐了几次，然后第二天着急忙慌地就带医院去打针吃抗生素。

甲 ：我自己吃素都觉得身体有不一样的变化，更别说是孩子。

空山：说得比较客观。

第二部分 | **运动篇**

· 第一· 运动概述

　　如上部气血篇所述，动以生阳，静以生阴，动静结合，则气血充足，如《素问·八正神明论》云："血气者，人之神，不可不谨养。"人身气血依赖于动静相宜，是以人不可不运动。运动，是活动筋骨，让身上的气血运动起来。运动主要有动功和静功两种，静功不宜太静，而要静中求动；动功不宜太动，而要动中求静。运动可以让人把因为静止而导致的腿上沉淀的气血活动起来，运动到全身去，排汗打嗝排气排便，将杂质排出体外。

　　气聚化形。反复使用肢体发力的时候，因为发力会调用气血供应筋骨，久之则精气凝聚于肢体处化形，于是就筋粗骨壮。所以，长期锻炼肢体，会使脏腑之精外化成形，使外在的筋骨强健。如果外化成形的同时，及时收摄漂浮在外的精气，则可以弥补脏腑之精的亏空。但是如果化形过度，并且完全忽略脏腑精气的虚实，久而久之，脏腑亏空，虽然看上去强壮，却不堪一击。

　　化形过度的情况主要有硬气功、健美等。硬气功为何会伤精血？人的精血原本要收藏在脏腑，以备不时之需，《素问·五脏别论篇》："所谓五脏者，藏精气而不泻也"。而硬气功，健美等，通过各种锻炼，把精血吊到四肢筋骨，外功虽然厉害了，但是内在却虚了，这就是阴阳之理。冬泳也类似，虽然没有化形，但是却为了不怕冷，硬吊精气外出保护身体。

66. 跑步

甲　：我想问问带娃晨跑，空腹跑可以吗？

空山：跑前喝杯糖水。

甲 ：明天早上带她跑步去，回家了这段时间她体质增强了不少，感
　　　觉到长了些肉肉了。那天我爸抓了一只斑鸠她一个人吃完了，
　　　然后晚上没给她吃饭，我担心她第二天大便不正常，后来也都
　　　挺好的，形状很好就是有点臭，估计跟吃了少量肉有关。

空山：治愈了呗，剩下就是养。

甲 ：这个养其实也不是那么大意的。

空山：是的。

67. 运动

甲 ：他们俩都是老师，也一直都有坚持锻炼的。

空山：某些锻炼会死人的。

乙 ：比如马拉松。

甲 ：就跑步打篮球之类的。

戊 ：精气都聚在表了，里面就会亏空。

空山：锻炼要讲究时间。早上五点起床锻炼，晚上九点上床睡觉。早
　　　上六点以后不躺，晚上七点以后不跑。

68. 冬天运动

甲 ：广马在珠江新城集中，谁来帮我打气请吃早餐。

空山：气血这么弱的人也跑广马。跑一次得养一百天，前提得是还
　　　活着。

甲 ：我有补气血的好不，我怎么就弱了？我有吃药的。

空山：给你吃药是养身体的，不是让你消耗的。跑完了气血亏了，又
　　　要怪医生的药吗？

乙 ：原来跑步会气血亏的，看来运动也不是每个人都适合。

空山：会用力的话，慢跑一般没事。

丙 ：当然啊，不同的人要选择适合自己的运动方式，过度运动等于
　　　送死。

空山：最怕长跑，尤其马拉松。那个极点，一旦过了，感觉没那么累

了，其实是开始消耗先天肾精了，耗阳寿。

丁　：冬天是不是适合一些温和点的运动啊？

空山：冬藏，以不出汗为宜。

戊　：看来我血气不足，长跑跑完很累。

空山：第一是不宜长跑。第二是，要会用腰胯发力，而不是膝盖发力。否则半月板很快就要报废了。第三，是跑完了以后，筋骨关节有不舒服，说明那里有旧伤，抓紧时间处理。

二、肝主筋

人体全身都有筋，大筋束骨，主人身骨架之开合，小筋束窍，主人身孔窍之开合。

大筋小筋。大筋在膝盖，在腰背：膝盖附近的筋抽了，就抽筋；腰背附近的筋抽了，就角弓反张。小筋在眼睛舌头：眼睛的目系抽筋了，就眼睛上吊，白睛出现；眼皮的筋抽了，就跳眼皮；舌头的筋抽了，就歪舌头讲不了话。最小的筋在毛孔。小筋能力强的，松缓有度，毛孔就开合有度，冷了就闭，热了就开；能力弱的，就开合失常，稍微一冷，就闭住了，热欲出不能出，就发烧；稍微一热，就开了合不住，就不停地流虚汗，风一吹就进去了，感冒受风。

筋出问题。筋出问题，要么紧了，要么松了。如《灵枢·邪客》曰："凡此八虚者，皆机关之室，真气之所过，血络之所游，邪气恶血固不得住留，住留则伤经络骨节，机关不得屈伸，故痀挛也。"《素问·生气通天论》曰："因于湿，首如裹，湿热不攘，大筋短缩，小筋弛长，缩短为拘，弛长为痿。"大筋出问题，基本骨头上会有体现，如上部筋骨篇所述，两侧大筋拘急受力不平衡，人就容易骨架歪斜，又如中风，筋紧了就是口眼歪斜，手足拘挛；松了就是半身不遂或者偏瘫无力；小筋出问题，类似前列腺炎和便秘的样子。我们可以通过肝主疏泄来理解。

肝主疏泄。根据上面的推断可以知道，肝之所以主疏泄，是因为人身上和外界的通道的开合，都是由筋来管的。例如：膀胱开合是筋在管，此处筋气血充足则松缓有力，想尿就尿，想憋就憋。如果膀胱的筋气血亏虚，有两种情况：一个是血亏拘急，就紧张松不开，松不开就癃闭；一个是气虚松弛，就松缓收不住，就前列腺炎淋漓不尽。便秘也是同样的问题，人一定要开合有度，肝气郁，血虚而拘急，大便不开，就便秘。

气血润筋，则松缓有度。"肝主身之筋膜"（《素问·痿论》），人身上的筋是肝主管的，《灵枢·本藏》谓："经脉者，所以行血气而营阴阳，濡筋骨，利关节者也。是故血和，则经脉流行，营复阴阳，筋骨劲强，关节清利矣。"筋里面气血充足，就会非常有弹性，就像新鲜的牛筋是很有弹性的，咬一咬是很软的，但是你把它晒干了，就一点弹性都没有了。因此，上部筋骨篇骨架歪斜之主要原因，仍是气血不足，或者气血分布不均匀。

小孩子的抽搐，大体是这个原因，发汗催泄，把小孩子身上正常的津液都搞干了，筋没有津液了之后通常就会抽。成人要是筋干了，筋变紧了，各个关节的活动就会受限，容易卡巴卡巴响。《素问·脉要精微论》曰："膝者筋之府，屈伸不能，行则偻附，筋将惫矣。"

69. 拉筋与运动

甲　：多大才能拉筋？好在我果断放弃跆拳道了。我看到我们那里跆拳道的教练，无论男女，十几个教练都矮嘀嗒的，没个高的。现在才恍然大悟。

空山：男孩 13 岁习武，也要站三年静桩，攒攒精气，等到 16 岁，才能易筋骨。小的时候还是得收着。

乙　：所以女孩子就最好 14 岁天癸至以后？

空山：女孩 14 岁，男孩 16 岁。之前可以练，但只能动动四肢和肌肉。这个就要看老师的水平和组织者的要求啦。

丙　：现在女孩子练舞蹈都是几岁就开始了。三四岁开始拉筋，说容易成功。

空山：容易成绩吧。

丙　：同事小孩幼儿园报篮球班，就有拉筋，确实小孩练两三月就长了一两厘米。效果明显。

丁　：拔苗助长，想到这个词。

70. 运动拉筋

甲　：我小孩虽然不在华 x 福，也是天天爬树滚草地种菜养小鸡。

乙　：我那个喜欢玩泥巴的娃被人说很像农村娃，我要哭了。

空山：身体运动类的就好，疏肝气，比如放风筝，比如牵狗跑。

丙　：打篮球呢，武术呢，都可以的对吧。

空山：武术不拉筋就可以。

丁　：孩子不适合拉筋？

丙　：我们最近晚上都去放风筝，娃拉着线狂跑。

空山：天癸至之前，太冲脉藏，肝肾之气都只能保养，不能调用。想想吧，夏天收小麦的时候，芒种前后收小麦，产量最高，如果你提前半个月收，试试看会怎样。凡事，讲究时机。

戊　：多大能拉筋，那些小女孩子可是 4 岁开始劈叉。

空山：不懂行的人随便练啊，没看见医院还挂水吗？管不了的。

己　：原来是这样，但是那些杂技的不是从小练吗？幸好我娃不肯学，现在知道了暂时不能拉筋，说什么也不让她去了。

三、肾主骨

人吃的东西的精华，吸收完了以后再五脏进行浓缩。浓缩的那一点点精华，存在身体里；五脏再浓缩的精华，就通过肾存在骨髓里。怎么才能让它老老实实存在骨髓里呢？

第一从男性来说，就是不要纵欲。男性，不要过多的房事，不要熬夜。各种欲望，让自己撑着，我去喝点红牛呀，我去吸毒品，我去搞点刺激吊着自己，这其实都是把最后那点精耗掉，让它没有办法去到骨髓里。有句话叫"色是刮骨钢刀"，因为骨质的生长，要靠精气的滋养。如果耗精太严重，全部浪费掉了，就没有东西去滋养骨骼了，于是就疏松了，酒色掏空了身子，也是这个意思。

第二从女性来说，就是适当的下肢运动。通过适当的下肢运动，让脏腑精气在骨化形，使骨密度增加，骨头才可以又坚又韧。女性，首先是经带胎产各种问题损伤精气；其次，都市女性往往下肢运动太少，而大脑的使用又往往过度，这就导致精气虚耗在头脑，而没办法进到骨髓里，久而久之，用进废退，精气不能充分的灌溉骨髓，就容易出现骨质疏松。如《灵枢·五癃津液别》所言："阴阳不和，则使液溢而下流于阴，髓液皆减而下，下过度则虚，虚故腰背痛而胫酸。"当然，对男人而言，也是一样的。

71. 运动长个子

甲　：我同事说有骨科医生跟她说，小朋友冬天运动多一点，春天会容易长高。冬天的运动效率是夏天三倍。然后我就黑人问号脸。冬天不是要藏，减少运动才对么？

甲　：可能是临床经验，医生又说冬天运动多了春天容易长高。这样到底对不对的。

乙　：春天本来就是长个子的季节呀。

甲　：为啥会说冬天多运动春天更容易长高，不知道这样对不对。

空山：不出汗或者不出大汗的话，是可以的。

甲　：明白，多谢空山。

空山：肾主五液，人身津液最后都要归肾，汗是其中很重要一个，属于心之液。多亏多耗，尤其是冬天藏气主令之时，久之必然会肾水无源，进而不能秘藏相火，是以病温。冬天不冷，藏气不够，结果也是一样。

72. 运动

甲　：我家孩子说膝盖很痛，他从小不怎么爱吃肉的，牛奶也少喝，是不是他的营养跟不上？

空山：又是营养，我都懒得说了，孩子营养跟不上的，几乎没有。运动跟不上，玩得不够的，和大自然接触不够的，比比皆是。

甲　：谢谢，也许是运动比较少。

空山：光照不够，吹风不够，摸土不够，爬树不够，也没烤过火，玩水也不够。木火土金水，啥都没有，就只有塑料塑料塑料。

甲　：他有玩水的，偶尔带回农村接触大自然，就是困在城市太久了。

乙　：我家学校全是泥地，沙地，天天在泥里跑，沙里滚，衣服没有一件干净的，带出去都觉得好丢脸。

空山：这才是孩子，最好还得偷鸡摸狗。

乙　：家里有狗，鸡就没有了。只能去外面追鸡了。

丙　：华德福体系的娃们还算幸福的，天天一身泥，鞋里一堆沙回来。

乙　：是的，就是衣服脏了点，没一件干净的。

73. 下蹲引气下行

空山：不做下蹲，肺气开不了，然后阳气下不去。

甲　：肺气是不是要白天开晚上合呢？

空山：随时都有开合。下蹲如果动作变形了，容易出问题，大家不要随便做。要有人指导，并且如果膝盖有不舒服，部分人是膝盖的旧疾引出来了，及时治疗可以消除隐患。还有部分人是动作不对，需要纠正。

乙　：求指导下蹲。除了站桩，我还会做做下蹲的。

空山：下蹲还要配合仆步，全面运动下肢。

空山：有人练习下蹲会发现膝盖不舒服，大家想想，下肢气足，怎么会膝盖出问题？气往下走，冲击膝盖，能不疼吗？世上没有绝对安全的锻炼方式，只有循序渐进、在专业指导下和护理下的运动方式。

丙　：下蹲时膝盖会发出响声，是不是说明气血虚啊？怎样能改善呢？

空山：是骨质疏松兼骨头错位而已。

丁　：肩关节有旧患，站桩十分钟肩后关节首先出现酸痛，脚腿部还好，是正常反映还是旧患复发，有什么处理办法？可以继续站桩吧？

空山：可以。

·第二· 静功站桩

如上篇所述，从出生到死亡，人生大约分为六步（《灵枢·天年》），第一步到第六步，人的气血集中点，从脚上到头顶，过完第六步，到了七八十岁，脏腑空了，气血就到了卤门这里了，一旦从头顶破壳而出的时候，人生就结束了。

站桩。简单来说，就是把人的精气集中点，从上往下引一引的简单方法。人剧烈运动，或者思考过度的时候，气血就往上飘，收不回来，脏腑就亏；久而久之，人就衰老了。反过来，如果我们不想要老那么快，那就要将气往下收，就要多做一下下肢运动。比如站桩的时候，腿上要用力，而上身要松缓，这就是把精气从上往下引，久而久之，气血充盈下肢，人就可以像老顽童一样，两条腿动个不停，跳来跳去，人的衰老就会延缓。

74. 站桩

空山：大家应该好好站桩，调理体质的，不要等病了再着急。

甲　：对，站桩真的很强大。

乙　：站桩可以治疗荨麻疹吗？

空山：站桩是改变体质，为治病做好后勤。想想为什么六国败给秦国吧，秦国强大的后勤保障是六国谁都比不了的。要钱有钱，要粮有粮，要人有人。

乙　：过敏体质恢复到正常体质需要锻炼，我朋友告诉我荨麻疹是免疫力崩溃的结果。

空山：你朋友基本上是对的。说的对不对，治治看就知道了。

75. 站桩

空山：站桩，就是把在上的精气引下去，等到下面满了，就像往杯子里浇水一样，从下往上慢慢灌溉全身，整个人就精气充足了。

甲　：站桩是下肢运动？走路呢？

空山：你太懒了，等你站桩出功夫的时候，就不会这么问了。气在哪里，根本不用问，自己就知道。

甲　：说得对，会接受。

76. 站桩

甲　：上身矗直，不要前倾，腰放松，上身如坐腰中，有如坐轿之感，身体前面舒展，腹部放松，背部松张挺拔，两脚向前，不可内外八字，走时，以腰跨发力。

空山：对。

甲　：上身如坐腰中这个，真的不懂到底是什么意思

空山：这里面有很多暗语，你坐腰试试？肯定不是坐腰啦，其实是坐尾骨。

甲　：就是不懂，看了太复杂。

乙　：这样做不累，但是气不足，坐着坐着就又塌了。

丙　：难怪古时好多姿势都从娃娃抓起。

丁　：练站桩，练到了才能知道。

甲　：古人的行走坐卧都是养生。

戊　：好的，谢谢空山，确实是要多运动。不过，这运动是否有讲究，有些运动是否会耗筋骨的气血？

甲　：我觉得西方的运动大多耗气血。

二、站桩气感

没学过中医练过功夫的人，总觉得气感是个很神秘不可知的东西，但事实上这个东西真没有那么玄。人身除了肉体精神之外，还有能量的存在。这个能量聚就热，散就寒。《素问·刺志论》谓："夫实者，气入也。虚者，气出也。气实者，热也。气虚者，寒也。"所以人的身体上，能量聚集的地方就热，能量散开的地方就寒。这个能量，中医就叫做气。这个气的运行是有一定轨迹的，这个轨迹就是十二经脉和奇经八脉。

举个例子，你喝一杯热水进去，胃里会变热，同样，你集中意念在胃这里，造成能量在这里的适度的紧张感，进而导致气在这里的聚集，也会导致胃里变热。如果没有刻意去修炼过，通常普通人没有办法感知气的存

在，这主要是感知力下降而已。但是经过一段时间的打坐站桩等等静功的练习，通常人的感知力会得到加强，进而感知到皮肤上面一股股的热量的流动或者涌动，这就是所谓的气感。

感知到的这个气是什么呢？这就是人体的防卫之气，也就是中医所谓的卫气。《灵枢·本脏》曰："卫气者，所以温分肉，充皮肤，肥腠理，司关阖者也。"保护人体不受外来邪气的侵袭，类似人体的大气层。

77. 球感

甲　：站 30 分钟，站到一半的时候感觉手、前臂好像放在龙猫肚子上，感觉真的有个球，会呼吸的球，嗯，或者说像会呼吸的肚子，好玩，抱球感是这样吗？头汗不多，身上出汗。

甲　：我发现要坚持站 10 分钟左右球感才会来，很好玩。

空山：算快的了，很多人都还没有你的感觉，再把血养起来就更好了。

甲　：我也奇怪，第一次还不是很确定，为什么呢？按说我的血还不算很足呀？和我这几天睡的多有关吗？还是扎了足三里三阴交有关？要气通了，血才到？气要站出来，血要睡出来？

空山：对，气属阳，要动，血属阴，要睡。

甲　：站 30，中汗，球感消失，但是感觉手臂下面有热流。

78. 引导气感

空山：站桩不是坚持时间，是体验这时候身体内部的气在哪里，在干什么，然后观察它在体内运行。

甲　：我现在就是体验气感，不会引导啊，怎引导？

空山：你不用引导了，跟着它散步就好了。

甲　：目前是这样，开始很享受这个过程。

79. 震动感

甲　：站桩 30，今早感觉背有震动 1 分钟的时间，手比脚有气感且强得多，胸背有中汗。

乙 ：震动？强！

甲 ：以前没有的，今早突感背动，这种动不同于气感的流动，说不出的感觉呢。

按 ：多数属正常。

80. 气感案例二则

甲 ：站桩17分钟，双手有气感，从手臂呈波浪形推进到手指，不停产生口水，温甜的，都吞了。

乙 ：站桩30，双手臂气感强，突有股暖流直上脸部，再到双脚，脚有气感，不觉暖，胸背微汗。

· 第三 · 站桩作用

站桩出现各种情况是因为什么呢？是因为人身虚静，没有主观意识影响的情况之下，身体在做自我修复。身体修复无非是动气血，气虚者补气，气郁者行气；血虚者补血，血瘀者行血。《素问·生气通天论》曰："是以圣人陈阴阳，筋脉和同，骨髓坚固，气血皆从。如是则内外调和，邪不能害，耳目聪明，气立如故。"

站桩的过程中，由于心神放空以及进一步的筋骨放松，人身气机不平之处自然会做适当的自我调节，常见的表现有以下几种情况：气郁则疏（痰饮则排），气虚则补，血虚则养，血痹则通。如下从大家日常的讨论中，分别论述这几种作用的表现。

一、气郁则疏

人的情志会影响肝，《素问·痿证》曰："肝主身之筋膜。"肝气急，全身的筋就会紧张，肝气松，全身的筋就会松弛。比如人考试时一身紧绷，考完试一身轻松，大抵就是这样。那么继续延伸，人如果潜意识里长期郁闷，肝气拘急，全身的筋就会不自觉地紧张，大筋小筋紧张，九窍毛孔就会开合失常，失常的表现有：

1. 气郁则不能降，不能降则闷在胸中；

2. 气不降则痰生，不疏泄则不能出；

3. 气郁生肝毒，不疏泄泪不能出；

4. 气郁不疏泄，便不能出，腹中气体不能出。

站桩，令气机通畅，肝能疏泄，痰出泪涌，排气排便。

81. 胸闷

甲 ： 站桩 23 分钟，手指气感全无。口水多，腿抖胸闷。

乙 ： 站桩 36，哈欠流泪，左胸乳根处有刺痛点，接着调一下动作时顿觉胸闷。

丙 ： 站桩 20 分钟，右肩周疼，大腿酸，胸闷呼吸不畅。腰酸背麻，收功右腿有点像抽筋。

乙 ： 站桩 61，脚跟麻，肚子里总是有股气想冲出来，但在肚里响了，要上来却堵在胸口处发响，站到后面才冲出来几股，但依旧有点闷闷的。

按 ： 不站桩不打嗝，一站桩就打嗝，这都是郁气郁闭在里面，通过站桩气散开了，就往外排。

82. 抖和晃

空山：抖和晃，为震象，一阳出阴，群阴束之，欲出不出，是以抖晃，是气郁不能出。

甲 ： 站桩 37 分钟，腿晃动，右腿肌肉紧，无酸累感，感觉气到了头部，手指涨热。

乙 ： 站桩 21，喝了生脉饮，双腿开始从剧烈的抖动到忽然放缓，抖动的频率大幅减轻。

83. 左右热量不一

甲 ： 站桩 22，双腿抖，左边冒热气右边很凉快……很古怪。

空山：你是左右不通。

84. 上窍：呵欠、打嗝、流泪

甲 ：站桩 50，哈欠眼泪打嗝大汗，气感持续时间不长，而且只是左手有。

乙 ：站桩 50 分钟，打嗝，哈欠流泪，脚麻，中汗，腰酸背疼，胸口有疼点。

85. 流泪

甲 ：站桩 35 分，哈欠流泪模式从开始持续到收，姨妈第三天，站起来没有什么不舒服，站完之后整个人都醒神了。

乙 ：站桩 27，被打断。左眼流泪，左气感已到大臂，右还在手腕，微汗。

按 ：流泪说明肝郁严重，流吧，排肝毒，流完了，心里就没有委屈了。如果我们是在一个清气充沛的世界，大家排邪的速度会更快一些。

86. 排气

甲 ：一站桩就不断的打嗝放屁是啥原因？

乙 ：通了呗。

空山：对，郁在里面的邪气给排出来了。

甲 ：好事啊，让我妈继续。

甲 ：嗯，之后就会感觉有气，不站的时候也排。

空山：人活着，就是上面的气能进，下面的气能出。上面不能进，下面不能出，人就死了。

87. 排便

甲 ：早上站桩 30，脖子鼻翼有微汗，打了好几个呵欠，上下有排气，不多，站后排毒，爽！

乙 ：怎么知道是站后排毒？

甲 ：每次早上站后就去开大，不是排毒是什么。

88. 便秘

甲 ：我春节在乡下几天都无梦，一出来睡觉就像放电影似的，好累，为嘛站桩改善不了便秘？上次谁说站桩后便秘有改善的？

甲 ：我最近早上站桩，虽然站的不久，但发现便秘得到改善了。

乙 ：站了十分钟，便意强烈，被迫中断，昨天早上也是这样，看来站桩真是解决便秘的好方法。

89. 排气、便意

甲 ：站桩 50 分钟，哈欠眼泪打嗝排气，左边大汗，右边出汗。

乙 ：站桩 39 分钟，中间便意打断，哈欠打嗝，全身酸痛无力，上热下凉，微汗。

90. 上下排气

甲 ：站桩 30 分钟，上下排气，右前臂微暖，两下肢暖，颜面和前胸后上半背有中汗，湿湿一片。

乙 ：站桩 52 分钟，上下排气不断，后十五分钟腰有酸感，后脚跟麻痛，流泪微汗。

91. 吞口水

空山：唾液是热的凉的？

甲 ：热的，好像。

空山：那就好，吞下去，津液，好东西。

甲 ：恩恩，我之前看说打坐要生津才好。

92. 咳痰

甲 ：不会把痰咳出来怎办？那天你问我平时是否有痰，我说没有，估计是常态没留意，你说后这两天我留意一下，是有这个情况。

空山：不会咳痰就先等等，化化痰，容易咳了，再学咳就好了。

乙 ：这几天早上咳有白痰，是感冒后遗证还是排毒反应呢？

空山：白痰也分情况，如果量很少，咳嗽也不多，最近也没受风寒，可能是在排邪。

93. 痰饮

甲　：站桩60分钟，继续痰泡沫口水模式，快收功时很想吐，也只是吐出些痰和泡沫。现在过了半小时了，还不停吐，清口水多。

乙　：站桩40分钟，哈欠流泪流涕，口水有点多，有痰卡在咽喉处也没在意，平日也有痰且偏黄，这次就趁口水多把痰吐出来。

94. 吐痰

甲　：我不知是否心理作用，每次喝完药就想吐痰，但吐的只有口水，站了八分钟女儿醒了打断，站桩这么点时间已经呵欠不断，泪流满面，然后觉得很冷，加衣服去。

乙　：穿暖一点站，效果好很多。

甲　：站之前不觉得冷的。

二、气虚则补

气虚的主要表现之一是出汗，我们先来看看出汗。大体而言，轻微出汗是正常范围内的开毛孔，大汗出是气虚不能收摄津液。

前面讲过人代谢之后的废水排泄，代谢后产生的废水，有两种方式排出体外，一种是化为尿液，入于膀胱，排出体外；一种呢化为汗水，入于皮肤腠理，排出体外。金水之气旺的人化尿，木火之气旺的人化汗。人静下来金水气旺，运动起来木火气旺，所以运动出汗，而冬天天冷容易尿，这是代谢的废水。那么异常情况通常有下面几种：

异常情况之一：全身出汗。

但是人每天代谢的废水数量是有限的，如果人不停的出汗，排掉的有可能就有一部分是精华，《灵枢·决气》："腠理发泄，汗出溱溱，是谓津。"。就是说有一部分精华没有通过循环系统跑去全身，反而通过毛孔跑到体外去了，久而久之，就伤津。收不住是因为气虚，人身上的津液主要靠气收住。自汗就是气收不住，现在很多人稍微一动就不停的冒汗，不停的冒汗，主要原因还是气收不住。

异常情况之二：局部出汗。

《素问·阴阳别论》："阳加于阴谓之汗"，《素问·评热病论》："阴虚者阳必凑之，故少气时热而汗出也。"阳气郁住，逼迫皮肤下阴液外流，这就是汗。比如前列腺炎的阴囊潮湿，再比如有的人上半身出汗，有的人半边身出汗，等等。

异常情况之三：大汗出。

阳虚之人大汗亡阳，阴虚之人大汗亡阴。《灵枢·决气》："津脱者，腠理开，汗大泄。"阳虚之人木火之气弱，少汗，全身阳气少；《伤寒论，大青龙汤》"一服汗者，停后服。汗多亡阳，遂虚。"阴虚之人金水之气弱，多汗，全身阴液亏，正如《灵枢·营卫生会》所云："夺血者无汗，夺汗者无血。"，《伤寒论》294 条："少阴病，但厥无汗，而强发之，必动其血。"大汗之后，汗中阴阳皆备，是以阴阳皆伤，是以阳虚者伤阳，阴虚者伤阴，再汗则阴阳俱亏。

95. 出汗

甲 ：站桩 20，气感仍在，手臂阳面暖。汗流满面，身大汗。站完脸色总是很好，白里透红。

乙 ：站桩 42，出汗，今天唾液好像很多，双腋出汗很厉害。右肩胛骨位置放松，有舒服的凉意。

96. 出汗不同

甲 ：几种桩出汗会不同的？

乙 ：真不知道，最多的是头背出汗，手臂很少出这么多汗，除非天气热。

甲 ：我全身都出汗。

丙 ：我两手臂从来都不会出汗，只是出现在前胸后背。

甲 ：不过我左手臂没那么强热感，就出汗也少很多，左手臂有一块皮肤也是没汗。

乙 ：可能每个人的情况都不同吧。

97. 气虚和出汗

甲 ：我的出汗功能出现问题了吗？现在这天气，我妈吃顿饭都出汗，而我怎么也出不了很多。

空山：你母亲气虚，你不必在意。

98. 睡觉出汗

甲 ：老二睡觉一晚上都是满头汗，醒了就没了，是不是也气虚？

乙 ：睡觉流汗是盗汗，多是肾虚。

空山：不到三岁的幼儿，刚睡那会儿出汗是正常的，整晚出汗肯定是盗汗。

丙 ：黑米粥可以不？我家小孩也是出很多汗。

空山：没到那程度。

99. 气短

甲 ：站30，中汗，发现不能在太阳底下站，会气短。

空山：喝一支生脉饮。

100. 伤津

甲 ：我朋友那天说起个话题，就是蒸桑拿，干蒸湿蒸什么的，会出汗，等于排毒吗？？

空山：不要，伤津。

乙 ：我有朋友现在很热衷于光波疗房，其实就是红外线低温出汗，说疗效很好，湿疹啊什么的，还有肾炎啊什么都很有效果。

丙 ：是不是注意频率就好了呢？她本人的湿疹就好了，身边人也很多疗效不错，说的很吸引人。

空山：抗生素也能打好感冒，只不过是把病打到里面去了而已。没有症状不代表好了。

101. 大汗亡阳

甲 ：站桩25，汗如雨下，痒的站不下去了。

空山：你随便站站吧。尽量不要大汗。

乙 ：汗如雨下，收功后，可以适当泡点益气生津的药材。

丙 ：还以为大汗去湿。

空山：微汗中汗去邪，大汗瘦人，一旦亡阳麻烦了。

三、血虚则养

睡觉人身阳气从阴血中出来，人就醒了，人身阳气回到阴中，人就睡觉，正如《灵枢·口问》曰："阳气尽、阴气盛则目瞑，阴气尽而阳气盛则寤矣"。因为气轻血重，所以人一旦站起来，气自然往上跑，阳气容易浮起来，人就清醒；而一旦躺下，气血差不多处于同一平面，容易融合在一起，那么阳气就容易回到阴血中去，就容易睡觉。

失眠呢，就是阳气回不去阴血，如《灵枢·邪客》所云："卫气独卫其外，行于阳不得入于阴。行于阳则阳气盛，阳气盛则阳跷陷；不得入于阴，阴虚故目不瞑。"《灵枢·大惑论》亦云："卫气不得入于阴，常留于阳。留于阳则阳气满，阳气满则阳跷盛，不得入于阴则阴气虚，故目不瞑矣。"总结原因有三：一是阳气虚浮在上，二是血亏不能涵阳，三是通道堵塞，痰饮血瘀横亘三焦或是中气升降失常。原因二正如《灵枢·营卫生会》所言："老者之气血衰，其肌肉枯，气道涩，五脏之气相搏，其营气衰少而卫气内伐，故昼不精，夜不瞑。"

102. 睡眠

甲 ：失眠啊，好不容易睡着，睡到差不多4点就醒了，例假后就这样子。

乙 ：例假后这样，多是阴不潜阳。

甲 ：阴不潜阳……那该如何调理。

空山：失眠我之前讲过了。

丙 ：谢谢你的方法，催眠时想着把气降下来，很灵。

103. 睡觉

甲 ：昨晚早了点下班在家看电视时强迫自己要站20，今天4点半醒了坐 20 吧没有看时间，之后睡到 8 点，妈妈叫我才醒。我好开心能睡这么久。

甲　：睡好觉真是件不容易的事。

乙　：对呀，深有同感。

丙　：为什么我每天都很好睡…总是睡不够。

丁　：我也想有个好觉啊。

空山：老人家才有的问题，各位都有了，恭喜恭喜。

丁　：近段时间一直处于半睡半醒，要疯的节奏了。

104. 女人养血第一

空山：女人，养血第一。血养足了以后，才可以温化痰阻。不要搞反了。

甲　：怎样可以不生痰？化可能要很久，但起码不要再生。

戊　：痰饮水湿是一个系列，主要还是脾消化不了东西，走到肺里变成痰。

乙　：如何养血？喝红枣水？

丙　：同问~如何养血，睡觉么~

空山：对，睡觉。

105. 失眠

甲　：昨晚就睡了一会，累，困，早上又睡不着，怎么办？

乙　：起来站桩。

甲　：是不是昨天用了太多气血了？我月经第三天。

甲　：今天真不敢站了，意志可以，身体说血太虚，都不够支持晚上睡觉的了。

空山：先别站了。

甲　：昨晚睡得不错，终于有气了。

丙　：我每天都有站的，只是时间不长。但是站了和没站那睡眠差远了，谁站谁知道。

106. 舍不得睡

甲　：都是十点多睡了，昨晚可能过了十一点才睡着。

乙　：有时候晚上真舍不得睡，就那么点时间是自己的。

空山：就那么点时间养身体，养好了将来时间就越来越多，养不好就越来越少。

乙　：嗯，会的。

107. 困了就睡

空山：困了就睡，补觉，补够了就不困了。

甲　：睡了，起来好舒服。

乙　：刚站 15 分钟，睡着了，干脆午睡。

空山：对，继续。

108. 站着睡觉

甲　：补昨天晚上站桩 25，孩子打扰，断断续续，终于有微汗的感觉。

空山：继续努力。

甲　：但没有别人那么多感受。

空山：你才刚开始，你第一次不是睡着了吗？前无古人后无来者。

甲　：那是太困了。

109. 犯困

空山：血气未复，多睡觉。

甲　：总是不够睡。

空山：那就多睡，欠账总是要还的。

甲　：好的，睡好了确实那天状态都比较好。

乙　：坐 45 脚麻，今天坐完 30 很困又睡过去了。

空山：困就去继续睡，自我恢复。

110. 站桩犯困

甲　：站一下就睡着了，一睡着就想倒。

空山：对，继续睡。

甲　：一睡又想倒，一歪又惊醒了。

空山：坚持下去，阳气会越来越足。

乙　：睡六小时的飘过………

丙　：我也醒了三次，醒了再睡就好。

空山：再强调一次，调到要昏睡的时候，就一定要顺势去睡，不要硬抗。

111. 站桩犯困

甲　：刚才本想站 25 分钟，站到 13 分钟睡着了，差点倒了。

空山：好现象，继续睡，能睡就睡，千金难买。

乙　：确实是千金难买好睡眠。

甲　：可站着容易入睡，一躺舒适的床上反而清醒了。

空山：没事，那就站着眯一会就是了。

112. 早睡早起

甲　：我坐发现要上 30 才会开始麻，过 60 就冲开了，但是没有那么多时间 。

空山：早起，五点起。五点天门开，阳气生，晚不睡耗阴，早不起损阳。

甲　：五点。好，试试。

乙　：以前看过一篇文章是叫 5 点起床的，伸展，如果之后太困了，可以补眠。

113. 消耗

甲　：这个星期没有站，很困，又睡了。

空山：好事，继续睡。

甲　：我昨天请假在家睡觉，昨晚九点睡。我发现我哪怕是逛街回来都会很累，逛的时候很精神。

空山：告诉你不要消耗，不要逛街，不要爬山，吃了睡睡了吃，坚持
　　　一年以后再说。

114. 犯困

甲　：我女儿最近睡不好，我也是一千个困。

乙　：我也是好困，睡不醒。早晨总起不来站桩。

空山：春夏阳气没有养够，秋冬阴气一来，就不行了。趁犯困，好好
　　　养阴吧，阴养足了，来年春夏阳气就容易养。坚持站桩满一
　　　年，阴阳各养一遍，体质就会有明显的改变。

115. 月圆之夜

甲　：这两天不知为什么感觉非常疲劳，不想站桩，只想睡。

空山：八月十五，月圆之夜，阴气重啊。

乙　：阴气重要早睡吗？我也好困。

空山：难道阳气重会困？阳气重你就兴奋的睡不着啦。

空山：女人属阴，受月亮影响大。

116. 血虚慎灸，气弱慎针

空山：慎用针吧，尤其学通之前，怕某些人拿来当玩具，尤其是虚
　　　人。针无补法，这句话看不懂的，不要和我争，我没时间。

戊　：昨天晚上研究了针无补法，结论是没病少扎，扎针泻邪气，没
　　　有邪气泻泻的就是正气。

空山：还有，虚人少扎，本来气就不足。

甲　：一切调动气血的方法，都是会有损耗的，无论是针，是刮，是
　　　拨，是运动。只是损耗多少而已。

戊　：还求老师赐一个快速补气的办法，因为我们学针灸的不扎自己
　　　怎么练习呀。

空山：站桩，人身本就虚实夹杂。有几个穴位可以扎的，比如足三
　　　里，合谷。

117. 针灸耗气血

甲 ： 昨天上午完针灸课就很累，一直想睡觉，为啥呢？

乙 ： 气弱，又饿着了。

118. 站桩晕

甲 ： 站桩 21 分钟，喝了生脉饮，头晕的情形减轻了不少。双腿开始从剧烈的抖动到忽然放缓。

甲 ： 站桩 23 分钟，喝了生脉饮，头晕果然是好很多，打哈欠可以舒缓脖子不舒服的感觉。

119. 晕车

甲 ： 老师叫我晕车下次试试生脉饮！

乙 ： 嗯，上次他也这样跟我说，我试了，有效。顺带站桩 35 分钟，昨晚接人睡很晚，今早起晚了，先去补个午觉，睡着了就不晕了。

甲 ： 谢谢！我是睡着的呀，明天再战！

120. 晕针

甲 ： 今天晕针的事，谢谢各位，以及帮忙的美女们。

乙 ： 好好休息好好睡觉。

甲 ： 回家吃完饭就睡。

按 ： 气血两虚，没吃早餐站桩后扎针，容易晕针。

121. 低血压

甲 ： 低血压老是头晕脑胀，请问有什么好的建议吗？

乙 ： 补气血。

空山：专业。

四、血痹则通

《素问·痹论》曰："痛者，寒气多也，有寒故痛也。其不痛不仁者，病久入深，荣卫之行涩，经络时疏，故不通。皮肤不营，故为不仁……痹在于骨则重，在于脉则血凝而不流，在于筋则屈不伸，在于肉则不仁，在于皮则寒，故具此五者，则不痛也。"

痹者，不通也，不通则麻木。《素问·逆调论》云："荣气虚、卫气实也，荣气虚则不仁，卫气虚则不用，荣卫俱虚，则不仁且不用，肉如故也，人身与志不相有，曰死。"

麻和木不同，麻有感觉，木是没感觉，木比麻程度重。中医讲麻和木都是气血窜不到。中风之前很多人都会出现手指尖麻或者半个胳膊麻，然后不长时间后半身不遂，就是因为长期的气血亏虚使气血不能濡养四肢末梢，导致四肢末梢或者前臂、大臂、某些局部产生麻木的感觉。

122. 微微麻

甲　：那种很轻微的，针刺感麻麻的感觉不是气感是不通嘛?

乙　：同问。是不通吧?

甲　：我开始没有的，就最近才开始有了。

乙　：我是头两侧胆经的位置很明显。

甲　：但是今天腿上的柱子又是怎么回事，好神奇。

空山：有区别的，你们说的麻不一样，都体会过才明白。气聚而散的麻是不一样的。

乙　：那种麻，和盘腿的麻不一样，让人感觉很舒服。

123. 脸麻

甲　：站30，球感，长呼吸开始是上牙床麻，然后是脸麻，然后又不麻了，中汗。

乙　：终于有个也麻的，我不是一个人。

甲　：什么意思啊，麻好还是不麻好呀?

乙　：都好，尊重你身体的每个感觉，我连续麻过两个月。

甲　：不长呼吸就不会有麻的感觉。

空山：把气引上来了，腹式呼吸往下引。

124. 通络

甲　：结束后右腿还是好麻，不过拿起来就不麻了。

空山：你要是能通过一小时，就不麻了。要不你先来连续两次半小时，这样很快就到一小时了。

甲　：好，明天试。

125. 通络

甲　：我练习盘腿超过一小时是不麻了，但是下次再盘还是麻，是经络未通吗？

空山：对。

甲　：通了的表现就是无论多久都不会麻？那我要努力下。

按　：盘腿要慎重。

126. 手麻

甲　：手麻就是气感么？一直都手麻呀，站的时候。

空山：手麻是气不通。

甲　：就说嘛，我哪有这么厉害。

127. 产后气血虚

甲　：今天早起站桩，一站就头痛胸闷，站了6分钟，浑身酸痛，又开始胸闷头疼。

甲　：以前早上根本站不了桩，胸闷呀浑身酸痛呀，现在我就不给自己压力，能站多久是多久，站了二天都差不多10分钟左右，但上午精神还是有所改善。

甲　：站桩36，右太阳穴胀痛，腰到尾椎发冷发麻，腰酸痛，手臂酸痛，脚底发麻痛，受不了，收。

按　：产后病，继续养气血，气血足了就好了。

128. 麻痛

甲　：站桩52分钟，腰没以往酸麻无力，但麻痛往上移了，两脚掌麻痹，两手臂酸沉。

乙　：昨晚站半小时，左脚微麻，右耳突然有些痛，痛感很快消失。

129. 手腕痛

甲　：站桩31分钟。开始偶尔打呵欠，后边觉得手腕痛点向食指和拇指方向走，双手没啥气感，但有抱球感觉，后边觉得有点麻，收功后大腿和肩膀酸痛。

130. 肩背疼

甲　：站桩41分钟，无汗，脚抖，今天这41分钟很难熬，后背肩胛骨下方先是凉，然后是疼，有时疼得忍不住哼吱两声，反复疼，中间脊椎骨针扎感一下子就过去了。

131. 膝盖痛

甲　：站桩50分钟，腿抖，脚掌麻，小腿没以前的酸累，感觉两膝盖不通，气很难通过。

乙　：站桩30，眼泪少，哈欠打不完全，站完膝盖疼。

丙　：站桩30分钟，手脚很快站暖，右膝盖疼，收功后肩膀大腿酸疼。

按　：膝盖痛，有很多可能是伤到筋了，《灵枢·四时气篇》："着痹不去，久寒不已，卒取其三里。"找到手臂上的手三里，把痛点揉开，膝盖痛往往能缓解。

第三部分 家居篇

　　人身小天地，家居中天地。家居住房自成阴阳，是以家居对人身之小天地影响颇大。治病之前，调饮食起居。《素问·疏五过论》亦云："凡欲诊病者，必问饮食居处。"天地有大药。《素问·上古天真论》说："法于阴阳，和于术数"。具体来讲，就是饮食有节，起居有常，不妄劳作，心静气和。不妄劳作，古时候是不要太累了，现在是不要太懒。人养生是养什么呢，是养阴阳之气。动静可以调自身阴阳之气，起居可以借天地阴阳之气。

·第一· 家居

132. 装修和白血病

甲　：据说现在小孩白血病多因为吊针太多，是这样吗？

空山：房子装修啊，以前群里讨论过的，新装修的房子不适合小孩子住，抵抗力太差。

乙　：装修真的是很大问题。

丙　：现在的装修材料有些比较环保的会好些不？比如硅藻泥和环保木材。

丁　：看过一篇文章，好多小孩得白血病都是因为住了刚装修的房子。

空山：孩子大了再装修比较保险。

甲　：放三个月到半年好不好？

空山：三个月？起码四年好不好。

戊　：我家去年装修，空置了一个暑假就入住了。

己　：以前家里装修，就是重新做了水电，然后地板铺了实木地板，刷了下墙，找了百安居做的，装修队长说你这个，装完就住都没问题。这我还三伏天通风了三个月，住进去还用了半年的空气净化器。

己　：我觉得小孩都挺弱的，唱京剧的神童，健身教练马华，都倒在了装修上。

133. 家居风水

甲　：从昨晚聊装修，到今天这篇《医者心声》里面说到睡觉入邪，我发现，现代孩子居住问题被大大忽视。

空山：现代居家风水比古代更复杂，古代不开北窗，没有南北对流。

乙　：现在人都把这些当成迷信，很少有人装修会去注意了，都是自己想怎样就怎样。

丙　：南北对流感觉很容易感冒。

丁　：可是现在楼房那么紧密，南北对流很凉快啊。

空山：古人难道不知道吗？

乙　：有讲究的，我听过东西南北四个方位和四季和五行都有关系。

丁　：所以好的房子最基本的应该是怎样呢？

乙　：现在的房子是南北对流的可贵了，这是不是叫花钱还受罪。

戊　：现在貌似都追求南北通透。

空山：青龙要低长，白虎要高短，朱雀要展翅，玄武要敦厚。水从西北入，从东南出，门开东南。买别墅去吧。

134. 房屋朝向

甲　：我只听家里说建房子要坐西朝东，不懂啥南北。

乙　：我一直以为坐北朝南才好。

空山：一般要坐北朝南。

丙　：坐向看门还是看窗户？

空山：这是个好问题。

丁　：朝向有些风水流派看大门，有些流派看阳台。

丁　：我老家的大部分是看大门朝向，广州这地方大部分看阳台也。

戊　：我们老家建房子都是坐北朝南。

空山：现代住宅，风水都乱了。

甲　：我们老家房子正门对着东边。

戊　：现在在深圳都是朝东南的房子，这都是阳台的朝向，门貌似朝西的。

甲　：我们住的地方左边是北边，右边是南边。

空山：哈哈，不讲了，再讲就讲多了，简单说，当地可能会有特殊性。

甲　：爸爸去我家的时候说我们那里左手边太空了，以后弄点啥挡住。

空山：淮河以北的人，基本都是自带指南针。

乙　：而且如果是一栋楼或者整体小区是不是也要参考这个大环境的坐向？

空山：你说对了，看天地，看山水，看城市，看小区，看住宅，看房间。

己　：我觉得实在讲，大部分人经济能力都是有限的，买房子的时候可能真的没有多少选择。作为家长，只能是在日常生活中多用心，照顾好宝宝和家人。

空山：你把房子租出去，搬去浙江乡镇，光房租够你悠哉悠哉半辈子。

己　：我还是境界不够，放不下啊。

135. 放下

空山：他满怀焦虑的说："我总放不下一些事，放不下一些人。"禅师说："这个世界上没有什么事是放不下的，痛了，你自然就会放下。"

甲　：老师说上海房子的事，我也经常跟一线城市的人讲，不过他们都舍不得放弃大城市的生活。

乙　：上次新闻不是有对夫妇放弃深圳的房子，回老家，生活得可滋润了。

空山：也是选择。

乙　：其实就是自己能不能放下或者喜欢哪种生活了，选择了就不要
　　　说结果怎样，自己受着。

136. 疗养基地

甲　：三分治，七分养，来个纯中医院，把抗生素吊水改成中药汤，
　　　把查房改成四诊，饮食就是吃素停水果，没事就站桩练功，加
　　　上中医养生课程，好像现在已经有这样模式的地方了吧。这个
　　　孩子要送去这样的地方，是不是效果比回家更好点。

空山：可以，给我个院子，我来改造，户外就是运动场所，沙池什
　　　么的。

甲　：那孩子们要乐得不回家了。

乙　：说起来我家在清远也有处地方，倒是从没想过可以搞个基地。
　　　如果种中药，也要像种菜那样整天需要打理么？

空山：不用，主要还是玩的。

乙　：还有300平方的毛胚房没用闲置。

空山：最好有树，孩子可以学爬树，外搞个沙土池，还有要有泥巴
　　　玩具。

乙　：物业种的有树，都已经很大棵了。

空山：让爬才行，给孩子补补土木水。

丙　：老师讲的在华德福幼儿园都有，咱们孩子天天这么玩。

丁　：现在我儿在幼儿园就是每天爬树玩泥巴，还有种菜养鸡。

乙　：对，华德福的基本都能满足这条件。

空山：我要去陇西高原和蒙古大漠带点沙土回来，建个专用沙池，地
　　　气厚，有助于小孩子发育。

137. 家居

甲　：请问住楼房首选几楼以下？

乙　：一楼，直接泥巴地。

甲　：问题现在都是水泥哇。

丙　：一楼湿气重，回南天最糟糕。

丁　：看来要找个农村盖大瓦房合适，但是农村大多数污染也很严重。

戊　：其实说白了，农村的人们更幸福，咱老家的空气很好。

乙　：空山说到的广州会展公园，我家每周必去的。

空山：这次去东北，坐飞机坐车一整天，我一点都不累，东北地气真的厚。

戊　：我记得前年暑假时娃在东莞咳嗽，回老家三四天后咳嗽自然就好了，在家呆了半个月，没咳嗽，回东莞几天后又开始咳。

己　：看来还是回家种地好，接地气。

· 第二 · 家具

138. 家具

甲　：污染主要来自家具，木器漆，过去环保因为家具刷的是桐油。

乙　：不过装修都尽量用的靠谱一点的材料。

丙　：我高中同学身体一直很好，就是生了孩子几个月后，家里买了个新皮质沙发，超级大味道，三个月左右吧，我同学就查出了急性白血病，熬了一年多就去世了。

丁　：说得好危险，我也打算通风三个月住进去了。

甲　：家具的污染最大，我爸去买家具我都让他买样品。

戊　：现在实木家具也不靠谱，本想环保买个实木书柜，味道大的不行。

己　：定制会不会好点？

甲　：采用实木颗粒来做，有不错的，甲醛含量的测定有萃取法和蒸馏法两种。不过价格不比实木便宜，当时我就选了这种。

己　：我家就是定制，不过还没有入住，放了八个月了。

甲　：目前比较出名的几家，很多都是呵呵。我以前了解过，很多用的蒸馏法来测定，然后用包边把甲醛封在里面，所以要释放掉，起码几年，甚至十几年。

庚　：宜家的东西如何啊？

甲　：实木分为实木颗粒，实木贴皮，实木框架，全实木。而且即便全实木也有乳胶，五金件，榫卯多重工艺。然后上漆，涉及到木器漆，木蜡油等，一个书柜，如果按照 2m 高，60 公分宽，市场价要去到 2000 左右吧，看木材。其实实木家具没那么贵，贵在人工，然后才是木材，其实木材本身很便宜。宜家主要是实木颗粒加实木贴皮，如果你什么都不知道，去宜家买挺好的。

庚　：查了一下说不耐用，但是真的便宜很多。

空山：装修兼家具的，除非你们特别有自信，否则，为了孩子，放四年以上再进去吧。两年以内是高发，两年到四年是低发，但也有。

辛　：我娃出生的时候 我家房子幸亏入住已过了 4 年。

甲　：买了差的东西，几年甚至十年都是炸弹，越简单越好。

壬　：我家哥哥 9 岁，妹妹 2 岁半，不冒险了，先老实在旧房子里呆着安全。

癸　：那以后租房子都要看是不是四年以上了。

空山：大人还好，绿豆甘草水天天喝吧。小孩子就算了。

·第三· 衣着

衣着如同院子的围墙。一座好的四合院，是藏风聚气的。设个影壁墙，外来邪气要挡，家里的生气要聚。稍微大一点，还得格成几进院落，要不然气还是聚不住。人体也是一样，人气是环绕身体四周的，衣服本来就是要束气，除了手脚头可以露，其他都要藏的，尤其是重要的部位。现代女性，为了所谓的美，恨不能脱光了上街，露肩露背露胸露肚脐露大腿，任督二脉加十二经的正气，全都散了。久了，就像植物的根茎都空了，花果不好看一样，身子空了，脸上能好看吗？我们要把全身的气藏住，才能把脸上的神采透出来。

服饰者，助人身之藏气也。一般而言，女性属阴，衣着以藏为主，不能太露。小儿衣着比大人少一件，小儿木火之气大于金水之气，易开达太过，借天地之气来维持平衡，所以当少一点。老人衣着比普通人多一件，老人金水之气大于木火之气，借衣物以避风寒。

139. 衣着

空山：关于衣着，懂了原理以后，随便想想就是一句话的事。穿衣服，藏风聚气。

甲　：女孩子还不能穿紧身衣哦，要藏但要给气流动的空间，古人的宽袍大袖是很科学的。

空山：东方人木气旺，衣着宽松，有木升发之象。西方人金气重，衣着紧束，有金收敛之象。领带领结牵狗绳，都是这意思。有灵气的狗还是要放养，比如中华田园犬。

乙　：可惜现在世人穿衣都跟着国外走。

空山：文化问题，也有好的中式设计，贵一些而已。

甲　：旗袍是民国国服，是西式剪裁，融合了满清旗装的元素。传统服装还是汉服，是平面剪裁，就是现在的僧道服。满清剃发易服令之后，僧道不从，老少不从，生从死不从。所以保留下来的传统服装元素，就在僧道，还有婴儿服。垂衣裳而天下治，盖取诸乾坤。老祖宗设计衣裳也是依据天道。

丙　：怪不得我穿不了紧身衣，原来跟木气旺有关。

甲　：穿紧身衣人难受的，冬天还很冷，越紧越冷。

丙　：我们这里小孩儿传统衣服，都是真正宽松的汉服，还有老人的送老衣服，大衿的、罗裙、超高腰棉裤。

甲　：浙江一带冬天给娃娃做的还是最早的传统棉服。

丁　：按空山所讲，东西方的服饰各循其特点，不可偏颇。

甲　：用桑蚕丝为胆，斜襟连袖，高腰绵袄，轻而暖。最早的绵袄就是这样的。传统服装，关键特点是右衽。

140. 衣着

甲　：今天坐地铁，站我前方的一女子讲电话，说昨天晚上又发烧又咳嗽，怎么办，已经咳嗽三个月了。听罢，很同情，细细一看，她裸着脚穿着夏天的凉鞋，一条大腿上满是漏出大腿肉的破条牛仔裤，身上只穿两件薄薄的衣服。顿感无语。

甲　：是不是有人天生不怕冷的？我最近怎么连头都觉得冷。

乙　：貌似真有人不怕冷。我读书那会，巨冷的大冬天，我同学还穿短裙。

空山：不是不怕冷，是感觉变迟钝了。这是病。

丙　：这个貌似有点道理。

141. 冬泳

丙　：冬泳是不是很不好？

甲　：冬泳的人必须振奋精神，把气血都逼到体表去形成防护层，才能下水。没有功夫的人只能靠喝酒，或往身上淋冷水之类，把气都逼出来，里面空了久了自然不好。

空山：这个想都不用想，都是吊先天精气来扛的，久了就耗死了。

甲　：道家功法是把精气都闭在里头。

空山：这个我研究过，精化形是外家拳，精化气是内家拳。最终四十岁以后，都要收视返听，以保养先天之精。内家拳王芗斋70多岁死的，陈照奎50多，耗多了一样的。

乙　：修炼果然不一般，道家都有研究。

空山：内家拳打人，也要吊精化气，所以力气大得异乎寻常。养生来讲，还是能不用就不用，收视返听，这是一切养生之根本。五色令人目盲，五音令人耳聋。人的一切生理活动，都要靠先后天之精来支持，不论吃饭走路思考，就算治病，用药用针刮痧拔罐艾灸都是调精来治病。精足一切都好，精亏一切都差。后天之精容易补，先天之精只能靠节约了。

乙　：现在都流行冬天露脚脖子，穿短裙子，刚刚空山说了之后，更加坚定了我该穿多少穿多少的决心。

丙　：有的人穿得少不是不冷，是自我心理暗示自己不冷。我有个小姑就是，冬天我们穿羽绒，她穿毛衣薄外套单鞋，说她不冷，可是手冰凉，一见电暖器就坐过去了。

空山：从节约角度来讲，顺天时是必要的，不要任性。但除了顺天时以外，就是内家修炼了，打坐站桩收视返听的道家功夫，这样当然比普通人扛冻也活得久，我们俩是从不同角度说的。

丁　：日本小孩跟咱们确实不能比，我去年十一月份去日本，那时我们大人都穿大衣羽绒，碰到好多学校带队去游学的，日本的小孩子上衣是长袖，下面全是短裤，他们老师都穿长裤。

空山：所以他们都 O 型腿，把腿上的筋冻得受力不均匀了。

戊　：我爸常说若要小儿安，三分饥与寒。我感觉三分也不能全寒吧。

乙　：我贴身穿着保暖背心，而且除了手，其他地方真不舍得露，围巾随身带，有必要的时候围到鼻子以下。

戊　：我很怕冷，要穿很多，是不是就是精气不够啊。

142. 胸围

乙　：胸围不要带钢圈，最好不穿胸围。

乙　：我是一直带无钢圈的，出门才穿，一回家就脱掉，穿毛衣的季节就不穿了。

甲　：不戴下垂啊！我在家也不带，生了娃后一直用迪卡侬无钢圈运动款。

按　：钢圈压住乳房周围气血循环，容易生积聚。《灵枢·百病始生》曰："积之始生，得寒乃生，厥乃成积也。"

143. 衣着

甲　：今天这么冷，路上还是看到不少年轻男女穿着九分裤，露着脚踝。好奇他们以后会怎样。

乙　：年轻人就算穿着长裤也要把它卷起来露脚踝，人家说这样显腿长。

空山：等到一定岁数的时候他们知道后果。

丁　：我公司好多小伙子都是卷裤脚的，真不知道他们冷不，上面穿厚棉服，也要露脚踝。

戊　：怎么会不冷，忍着呗。臭美的代价。

144. 小儿衣着

甲　：很多家长觉得不用穿多了，但是，会导致孩子在冬天时受寒。

乙　：老人总是觉得穿得不够多。

丙　：孩子受寒不受寒不难判断呀。孩子穿少着凉自然会有喷嚏咳嗽
　　　鼻涕之类的排寒反应，适当应对处理就是了。但穿多而出汗，
　　　然后再吹风的话，没这么简单了，反而更容易发烧哦。而且只
　　　要大椎处温而无汗，吹冷风也不易着凉的。

甲　：如果这样的温度，只是穿两层裤子和 2.5 件衣服，还是凉了
　　　点吧？

丙　：衣服不是标准，个体反应才是。

丁　：不用管手冰不冰吗？

丙　：手冰需要活动需要暖手，只要大椎温而无汗就不需要加衣服。

丁　：我一直以为判断要不要加衣服是摸孩子小手呢。小朋友主要是
　　　早上起床后手很冷，吃完早餐玩一阵就好了。

乙　：岛国的小朋友真的很厉害，街上的妹子都是大白腿，还是下雪
　　　天。我上大学后就戒掉穿秋裤的毛病，以前我妈冬天逼我穿
　　　秋裤。

丙　：冬藏之季，露腿就算了吧。秋裤也没什么不好，冷时的确有
　　　用，也不必执着这个吧。其实真要说保暖得法，应当是腿上多
　　　穿。因为下身关节承压更大却更远离心脏，更需要保暖，否则
　　　容易关节受寒不适。但也要以暖而不易出汗为度，一走动就出
　　　汗那就穿多了。

空山：穿秋裤不是毛病。有时候我宁可不穿秋衣都要穿秋裤。

· 第四 · 配饰

145. 配饰

空山：配饰也要符合人体气机。曾有一女产后气血大亏，手腕配一玉
镯。身体越来越弱，嘱咐摘下玉镯，一月后身体大好。玉石乃
金象，手镯乃束象，气血本来就不足不开，再加玉镯之收束，
自然出问题。

甲　：怪不得有些老人不适合戴金饰之类的。

乙　：玉金银，主要是驱邪，小儿一般会戴点桃木的东西。

空山：现代很多老人，反而合适，三高气血上浮而不收，要借金水之
力来收束。当然，最好是赶紧治疗。

146. 配饰

甲　：想请教一个比较偏门的问题，手上戴手镯有什么讲究吗？我戴
过手镯，最后老会觉得手腕不舒服，就拿下来了。

乙　：我的上司，体质比较湿、寒，经常风湿疼，怕冷，她近年一直
有戴玉镯，今年冬天，她觉得戴镯子的手很不舒服，精神状态
也很累很困，后来脱了玉镯，就慢慢好起来了。

空山：之前讲过了。我一直讲，包括配饰，也是如此。曾有一女产后
气血大亏，手腕配一玉镯。身体越来越弱，嘱咐摘下玉镯，一
月后身体大好。玉石乃金象，手镯乃束象，气血本来就不足不
开，再加玉镯之收束，自然出问题。

丙　：金阳啥意思呀？

丁　：为什么古人都带玉呢？

戊　：上次听老师的话，我也把我的手镯摘了，感觉人是轻松很多。

己　：看来啥都不戴的人捡便宜了，之前一直心痒痒地想弄一个
戴呢！

庚　：金阳，阳气；玉阴，阴气，是不是这样理解？

空山：相对于玉，金阳；相对于木，金也阴。但是真正的阳金，不

好找。

辛　：那不是戴木的更好？

庚　：有一种说法玉养人如何理解？

壬　：看体质吧，有些人是玉养人，有些人是人养玉。

癸　：我带金饰就要和老公吵架，可是我不是阳虚体质，补点阳气很好的吗？

壬　：我一般就手上戴根红绳子装饰，别的都不戴，结婚戒指都不戴…

庚　：岱老师真的啥都知道。感觉先随着自己身体感知走比较好，体质因人而异，东西也因人而异。

空山：相对而言，阳气最足的木，是沉香。可惜太贵。

庚　：那阳气足的人，是不是不合适戴沉香手串呢？

空山：相对而言，心脏病易发的人，不易发三高。三高病人宜金石，心脏病人宜木类。

丙　：是香气长，阳气足？

空山：但香料又温燥伤阴。所以，戴这些东西，特别讲究。

丁　：那不戴就没错了嘛。

空山：不戴没法显示自己有钱啊，一串奇楠，几百万，一套房子戴手上，碎一颗就是个洗手间，多酷啊。

按　：古人戴玉是通灵，现在那样的玉少了，现代人求的是玉石之美。去台北故宫看看，夏商周的玉石和现代的玉石，完全两个概念。人气足养了玉之后，玉再养人。人气不足，那点气养玉都不够，自然亏耗。

147. 发型

空山：以前十六岁的花季少女，神气那个漂亮啊。现在的少女，非得拿一堆老年人用的化妆品，把自己涂得和妖怪似的，神气全被遮住了。唉。尤其那个发型，日本娃娃头，天庭全被盖住了，久了心脏肯定有问题。古人那叫刘海，稀稀疏疏，若隐若现，日本娃娃头可好，挡得密不透风。

中医答疑录

甲　：现在的花季少女要熬夜哇，还很多孩子就想太多脑子精得不得了，早就耗起来了。

乙　：现在十几岁的女孩子脸色白呀，可惜是苍白。

乙　：不上点口红简直没法看，我们公司好几个呢，不化妆的时候整个看过去吓死。

丙　：现在的小姑娘都浓妆艳抹的。

丁　：我们公司风水大师也是这个意见。不建议把刘海遮住天庭。

戊　：我也听过额要露出。才有阳气。在我妈打看来，刘海厚要经常打理。不然会影响眼。从小就不给刘海。短发也要分两边。

己　：我从小到大都听同样一句话，女人额头高，要用刘海遮一遮，不然未出嫁对娘家不好，出嫁了对老公不好。

空山：是的，不遮就心气太高。遮过了，就生病了。仰头女子低头汉。

第四部分 | **常用药篇**

　　天时地位，合气而化生万物，人秉天地之气以生五脏六腑。天地自然之物，虽然与人有所不同，却都是天地之气合化而生成。区别在于物之偏性与人身有差异。当人身之气有太过不及而生疾病之时，就可以借药物一气之偏，以调人身之太过不及，而使人身气机平和，阴阳气平则人无病。药物人身，形质虽异，一气相同。以物之偏气，调人之气偏，可也。此即药物能治病之原理。

　　饮食之物，其气之偏性，相较于人身而言，近似平气，是以饮食之物最容易滋养人身，而不必担心其偏性损伤。是以保养人身，以饮食最佳，此为药食同源之理。

　　自从跟随师父习拳，有一些武学的概念就开始影响我对中医的理解。

　　"掤劲义何解，如水负行舟"。就我理解，这个掤劲就是，在接触到敌人的劲的时候，不能太过，不能不及。敌人一分，你就一分，敌人十分，你就十分；不能丢，丢了敌人的力就进来，也不能顶，顶了我的力敌人就借去了（其他的层面，不是我能理解到的，先不写）。我觉得这就是掤劲了。

　　"合"就是我的劲和敌人的劲要合到一起，敌人的力就是我的力，我的力就是敌人的力，那敌人怎么能打到我呢？合住之后就是化，化掉敌人的力。大力化小，小力化无。这样力就不能伤到自己。

　　这个从武学中领会来的合化的力，开始影响我对生活的理解。

　　比如，吃一个苹果，这个气首先我们得能合上，苹果的气合上我的气；然后才能化，我的六腑，把苹果的形气神化掉，成为我的一部分。如果这个气合不上呢？比如一个特别酸的苹果，一吃牙就软，或者一个烂透了的苹果，气合不上，根本谈不到化的问题。

　　继续说吃。吃一块生肉，我们就够呛；吃竹子吃草，基本没戏。像汽车一样吃油，像电动车一样吃电行不？那就更别说了。气合不上，根本谈不到化的问题，人体根本就没有那种结构。

正是因为人和其他动物、机器是不一样，所以我们只能选择我们能够合化的东西。呼吸，我们不能像鱼一样在水里呼吸，否则我们可以生活在水下。若患空鼻症，鼻甲消融之后，我们没法合化空气，所以每一口呼吸都非常痛苦。我们不能像鸟一样合化空气阻力，如果可以，我们就可以在天上飞翔。综合来看，这些无非是力的作用。《逝去的武林·唐门忆旧》讲，用劲把那个下坠的力合化掉，人就可以不死，甚至毫发无伤。（此事本人并未实验过，只是参考着来讲一个道理，请读者千万不要随意尝试。）

我们对外来的一切东西的合化，取决于我们自己的能力。

《素问·阴阳应象大论》有言："惟贤人上配天以养头，下象地以养足，中傍人事以养五脏。"《素问·宝命全形论》中也有言："夫人生于地，悬命于天，天地合气，命之曰人。人能应四时者，天地为之父母。"人生于天地，当合于天地；合天地则生，逆天地则病，逆之极则死。天地人合之后，人就是天地，这才是真正的万物皆备于我的境界。

· 第一 ·　药食同源

万物之性分寒热温凉平，养育人身之物，其性平也。是以五谷五果五蔬五畜等性平之物，可以常食，以保养人身。而药物之中，性平之物，日常服食，可以其略偏之性，纠正人气之偏。

148. 五指毛桃

丙　：今儿喝了五指毛桃汤。

甲　：我老家特产，我儿子也特别爱喝，你们都是煲瘦肉吗？

乙　：五指毛桃应该怎么去辨别？

丙　：五指毛桃有椰香味的。

丁　：看叶片形状。

戊　：之前大家说五指毛桃，是干的好还是刚挖的好？谢谢。

己　：干的，韶关很多的，山区嘛。

149. 蒲公英

甲　：婆婆从外面挖了点鲜蒲公英回来，想炒着吃，我知道蒲公英有
　　　药用，偶尔吃两顿没事吧。

空山：寒凉。

甲　：那小孩子还是不给吃了，我查了半天好像都是药用比较多。婆
　　　婆听人说蒲公英煮水喝治好了胃病也想效仿，好像蒲公英也确
　　　实有这方面的功效，但我觉得这个还是因人而异因病而异的。

乙　：我们老家也好多，以前都是摘那个花吹着玩。

丙　：我从来没吃过蒲公英，不知道这也能吃。

空山：体力劳动者，自己运动比较多的人，都可以吃。北方夏天干
　　　热，可以做凉菜。

150. 陈皮

甲　：微店里的陈皮是不是可以当零食？

乙　：陈皮苦的…

丙　：绝对不是零食，这么贵的零食我都不敢吃……

丁　：可以做零食呀，我懒得泡水就嚼着吃，大佬的不苦，陈皮香。

空山：浪费啊，陈皮辛香，气足。要想办法用它的气，用它的味就有
　　　点浪费了。

戊　：这么好，补气么？

空山：不是，耗气行气。气郁可以用，气虚就反了。

戊　：了解了，开会开郁闷了可以来半块。

151. 薏米

甲　：一岁的宝宝祛湿可以喝薏米水么？我家婆说要煲给他喝，我自
　　　己不懂所以来问一下。

空山：一岁为什么要祛湿？

甲　：看他便便情况和舌苔觉得他湿气有点重…应该是因为他前两天游
　　　过泳？我决定先禁止游泳。但我家婆说要煮点薏米水给他喝。

空山：别折腾了。

152. 杏仁

甲 ：孩子退烧药用的杏仁是南杏仁还是北杏仁？

乙 ：老师说杏仁有分南杏仁和北杏仁，用药就用苦杏仁。那按我们广东人的说法，就是北杏仁。被老人家说有苦味有毒的那种。

乙 ：退烧干嘛用杏仁的？咳嗽才用呀。

甲 ：好的，多谢！是发烧咳嗽。

空山：杏仁有小毒。

甲 ：药店问我要不要用南杏仁，孩子用，我不懂，请教下。

空山：谁开的，你问谁。

甲 ：联系不上，正在抓药，方便给建议吗？

甲 ：麻杏石甘汤里的杏仁是北杏吗？

丙 ：苦的吧。

丁 ：北杏仁就是苦杏仁。

甲 ：先照北杏抓了，实在不懂。谢谢各位！

153. 童子尿

甲 ：儿子被个大小孩撞了，头肿了一个大包，咋整？

乙 ：我家但凡撞伤肿包的，都是马上涂母乳，保证二十分钟内消下去，我也不知道为啥，但是确实管用。

甲 ：没有母乳了，擦了点油。

空山：童子尿。

甲 ：谢谢！今晚偷偷去接他的尿。

甲 ：晚上接到尿，发现小孩一泡尿好少，也就十几毫升。兑了水怕怕娃不喝加了蜂蜜，甜甜的儿子喝的还挺欢。

丙 ：有种说法是对被喝的那个童子不好，你怎么看这个问题。

空山：扯淡，喝自己的。

丙 ：得本人是童子才行，我们这种七老八十的只能外找。

空山转发案例：有一次在学校刚好碰到一个二年级孩子奔跑状态和 8 年级大孩子对撞，直接被撞了个四脚朝天，一直喊头昏想睡觉，校医说观察没其他症状可以不用管，孩子他妈刚好也在刚好也是中医粉，我建议喝童子尿以防万一，经她同意我赶紧拿杯子去厕所找童子尿，喝完孩子去听妈妈讲了一个故事然后睡了一觉，孩子清醒了坚持去上课，啥感觉都没有了，后来两次嫌有味道不肯喝，调了点蜂蜜喝下去，我当时的感觉是童子尿一喝下去孩子很快就清明了，眼神和说话的感觉和之前完全不一样。古代行军从马背上摔下来昏迷了都是用灌新鲜的童子尿急救的，我自己的孩子也摔过几次严重的后脑勺，也是偷偷地让她喝一两回自己的尿。

154. 山药

甲　：买了山药干，快八个月的宝宝是不是不适合山药薏米芡实粥，单煮山药粥比较好？

空山：你少量添加试试，大便有异常马上停，主要是你吃。

乙　：意思是主要还是母乳？

甲　：了解了，谢谢。

155. 黄芪

甲　：我老公天天用黄芪、红枣冲水喝，有什么好处呢？

新雨：补气。

乙　：男人用会不会太补？

戊　：不会，男人以气为主，现代人运动少，气本来就不够，何况黄芪补气虽然快，但是后劲不足。

156. 马齿苋

甲　：这是什么？一个阿姨告诉我小孩子被蚊子叮了涂这个汁可以缓解，试了一下有效果。

空山：马齿苋，清热解毒。

乙　：马齿苋吧，这个可以当菜吃的。

丙　：清热解毒，难怪蚊虫叮了可以涂。

丁　：清热解毒，这四字，隐隐觉得不能常食啊，我妈经常买来吃。

157. 阿胶

甲 ：这两天我的头怕风怕冷得厉害。

乙 ：我晚上泡脚姜粉，怕冷症状有改善。

空山：可以试试。

丙 ：吃阿胶可以改善吗？

空山：阿胶不能吃。

丁 ：为何啊，我今天还吃了阿胶枣。

空山：阿胶是木燥可以润，土湿木郁不能用，阿胶枣里面基本没阿胶。

158. 鲜竹沥

甲 ：鲜竹沥是不是一定要黄痰或者黄涕才能用啊？

乙 ：清热。

甲 ：若是湿寒，再多的痰也不能用鲜竹沥是吗？

乙 ：湿寒的痰是白色吗？

甲 ：只能看到鼻涕，看不到痰，鼻涕是清涕。

戊 ：看舌苔是不是黄的。

甲 ：不黄，非常湿。

空山：先查原因。

·第二· 中成药

159. 抗病毒口服液

甲 ：小孩在幼儿园老是容易交叉感染，有些家长不定时给些抗病毒口服液小孩喝，可以抵抗病毒，对吗？

乙 ：有病才吃药。

空山：对，主要靠锻炼。

甲 ：那平常，我们说如何预防病毒？如何避免交叉感染？只能从增强体质入手吗？

空山：是。

丙　：接地气，我家的回老家上学了，我以为上幼儿园后会像很多娃娃一样会经常生病，结果相反，每天都像打了鸡血一样，运动的好处啊。估计也是累了，每天上床都是秒睡。

空山：不错。

甲　：估计是老家空气好，操场也够大。

160. 正气水和水土不服

甲　：分享一下我肠胃炎的心路历程。去兰州又羊肉又烤串已经有点不适，前晚临走之前去吃他们正宗的涮羊肉，太油太辣，终于拉肚子。一晚十一次，早上起来买藿香正气水，吃完赶飞机（感谢医生赶紧给我个方子）。一路吃了三支，觉得吃完会控制两三个钟，到昨晚七点只拉了三次。关键头疼欲裂，腰酸腿疼浑身无力，完全凭着回家的信念扛了一天。昨晚七点刚下飞机感觉又开始了，连拉三次，而且肚子开始很痛。回来自己吃了藿香正气液（水太辣就偷懒了）倒头就睡了。半夜十二点多开始又不行。结果后半夜就是一两个钟头肚子痛一次，一疼满头大汗。早上想快点缓解痛苦，去了急诊，挂水吃药。回来想着舒坦会儿，非但没舒坦，反而胃不舒服，下午肚子还越痛越厉害，不是在床上就是在厕所。又吃回我的藿香水，觉得舒服多了。晚上医生回复我说他的方子比挂水快，我是大写的尴尬。

乙　：虽然很折腾，但是也算有收获。

甲　：至此珍藏藿香正气水。真的，再也别相信消炎杀菌啥的。快个毛线，还把我搞得头晕恶心。

甲　：严重的一定要正气水，不对比不知道力度差别有多大。就是正气水太难喝了。

丙　：是难喝，不过确实是好东西！

空山：之所以难喝，是配你的美食的，口舌享受了美味，就得再加上恶味才能平衡。

甲　：贪嘴的惩罚。也没想到原来方子效果会特别快！一直印象中挂水最快。为了快点止疼都不计后果，不怕挂水伤了。藿香真是令我刮目相看，没轮到中药方子出场就搞定局面了。事实证明挂水快只是传说。

161. 七星茶

甲　：口臭，大便两天一次，黑硬臭，打喷，流清鼻涕，有痰咳嗽，吃了四磨汤两天了，嘴唇越来越红。

甲　：过年吃肉吃上火的东西太多，平时就冲些七星茶喝的。

乙　：好像七星茶是寒凉的不建议喝的吧。

丙　：是的，别喝。

丁　：以前我邻居经常让我给我儿子七星茶，幸好我没有听。

戊　：是的，很多妈妈都说孩子口气重就要喝七星茶。我也没给喝过。我儿子喝了两次大山楂和四磨汤，白色舌苔没有那么重了，也没有流鼻涕。主要是精神好，又活泼了。今天已经不发热，化积食，看来效果还是很明显。

空山：不错，加大山楂，戒肉戒牛奶戒水果。

162. 正气水

甲．：亲们，这种正气水也可以用于肚脐上退烧吗？

空山：上面写着正气液，退烧用正气水。

甲　：好的，明白。

空山：这个是正气水。

乙　：一直以来都用错了。

丙　：我也用错了，一字之差。

按　：根据我喝藿香正气水的经验，带酒精那种，加热水喝，热水助酒力行气至周身打开毛孔排出汗液，藿香去脾湿，里外兼顾，所以藿香正气水治湿效果很好，这个天气很实用，诀窍就是一定加热水喝。仅限于成人。气虚的效果不好，因为带不动酒气，经常站桩的有福。

163. 紫金锭

空山：外科圣药紫金锭，好不容易碰上，收了6盒。

甲　：有啥用啊？

空山：夏天来了，各种毒虫出没，无名肿痛，必备药品之一。

164. 麻仁丸

甲　：老师，7岁小孩积食发烧，本来喝四磨汤喝两瓶一次，喝了三回，舌苔已经不见白了，烧也退了，不过还不见大便。琢磨着要不要给麻仁丸，但是只有麻仁软胶囊，可以吗？

空山：可以的。

165. 四磨汤

甲　：请问10个月的宝宝如积食可以吃四磨汤吗？吃多少量？谢谢。

乙　：吃焦米汤试试。

丙　：四磨汤说明书上新生儿都可以吃的，我们老家大人都喝这个，有的也给小孩喝，也是不知道对不对。

空山：敷肚脐试试。

丁　：太极按摩也很有效果。

166. 四磨汤大山楂

甲　：四磨汤和大山楂丸，对付积食有哪些区别啊？一直弄不清楚。

空山：大山楂处理胃部的积食；四磨汤针对肠道积食，或者说是气滞拉不出来的。

丙　：受教了。

空山：但是山楂是需要调脾的精气来化积的，所以反复用大山楂，会变成恶性循环。根本解决办法就是饿一下。

甲　：那怎么判断是哪里的积食呢？

甲　：那大山楂丸只能偶尔吃吃，不能常吃？

空山：舌头中部是脾胃，舌头根部是小肠。是呀，大山楂只能偶尔吃，而且最好饿下，配合着吃。

空山：不能说我吃多了，去吃大山楂。

167．大山楂副作用

甲　：我家的吃了一段时间的四磨汤和大山楂颗粒，但是舌苔还是有一层白色的，但是比之前好很多了，还要继续吃吗？

乙　：难的不是化，是化完了怎么保持。脾胃不好的娃，折腾完一圈化完了，没两三天又给你回复原样。如此反复，越来越差，最好让医生开药搭配着来。

空山：是的，我这轮基本没用山楂。用大山楂和四磨汤救急，这一轮做的是如何善后。

甲　：我也觉得有点多了，不敢给她吃了，要如何善后呢？我自己给她控制饮食了。

空山：先做好运动和节制饮食吧，这一轮的调理，最主要的，还是家长的配合，运动量要足够。

丙　：同感！我儿子也这样！可是家里老人怎么都不给宝宝停肉和水果。

乙　：所以，妈妈们用大山楂和四磨汤要悠着点，如果觉得积食发烧最好看医生。

空山：你说得很对，反复强调过了，大山楂四磨汤就是救急用的，天天当饭吃的，不如不吃。

甲　：明白了，还是不能太心急了！要慢慢来，谢谢老师！

168．茵栀黄

甲　：25 天的宝宝，肠炎怎么办？吃茵栀黄后一直拉肚子。停药后大便有血拉出来，到医院验大便，白细胞 4—5。医生说回来观察，断断续续拉出血来。应该怎么办才能停止大便有血呀？

空山：谁开的茵栀黄，你去问谁，真是有毛病的医生。

乙　：其实去黄疸晒太阳就行，不要给小孩喝那个。

丙　：25 天的宝宝怎么得的肠炎？太不可思议了。

空山：茵栀黄，那个黄就是大黄。

乙　：好像现在医院普遍给开那个，还好当时我家娃没让吃。请的月嫂还算专业，就一大早太阳弱的时候抱出去晒太阳，盖住眼睛。

丁　：茵栀黄不能吃啊？难怪我家那时候经常拉肚子。

戊　：现在还拉肚子吗？

甲　：吃了妈咪爱好点了。拉肚子是好点了，可是大便里还是有血。去医院看了，医生也不说怎么办，就说观察。

戊　：焦米汤吧，最好砂锅，把米炒焦，加水煮，可以止拉肚子，肚子不拉了慢慢就好了。

甲　：其实那个茵栀黄是我家月嫂让宝宝吃的。

乙　：以前我家的拉肚子，我家月嫂让吃四磨汤、妈咪爱之类的，我一律拒绝了。

空山：第一步，茵栀黄伤了脾，开始腹泻；第二步，就是妈咪爱，开始便秘；第三步就是益生菌、乳果糖，然后就是吃呢，就拉，不吃不拉。走上了终生服药的道路，从出生开始。

169. 茵栀黄

甲　：茵栀黄的大黄太寒，退黄疸的作用就是用泄的，孩子受不了会拉肚子甚至便血呀。

乙　：原因是这样，太可怕了。

空山：这就是中药西医用的结果，千万不要推到中医头上。要怪就怪余云岫，是他提出废医存药的。

丙　：茵栀黄是不是所有婴儿黄疸都不能用？确实开茵栀黄的都是西医。

丙　：中成药开最多的都是西医。

空山：七成以上中成药是西医开的。最喜欢用清热解毒药，因为消炎。

丙　：婴儿是不是都不能用大黄这些寒药？

空山：新生儿黄疸主要是湿寒，茵栀黄是治疗湿加大热，结果就是这样了。

丙　：西医觉得中成药可有可无，药开完了再开点中成药增加药单的分量。

空山：新生儿黄疸一般用晒太阳，外洗药加茵陈五苓散，重点在于有人指导。

·第三· 常用汤方

170. 生化汤

甲　：请教一下剖腹产的产妇什么时候可以喝生化汤呢？大概喝几天？

空山：　生化汤没什么特别注意的，产后吃一周，排恶露用，吃一周没排完的，面诊。

乙　：我记得我生老二时好像有快一个多月啊！原来还有一周就可以排完的，当时吃的是医院发的冲的生化汤。

空山：医院发的不行才自己配的。

丙　：我当时生孩子都不知道生化汤是啥，只知道不吃补的，吃清淡点。

甲　：生化汤要分体质喝吗？还是生完都可以喝？

丁　：我也没喝生化汤，所以血瘀。

空山：　对，后期容易得子宫肌瘤，不难治，成形以前，脉上就能看出来。自己看舌底的静脉。

戊　：我的看起来，就那两条静脉。

丁　：你每次说子宫肌瘤我就想到不治之症了。

空山：5cm 都能化完。

171. 傅青主通乳丹

甲　：不过母乳不够怎么办？之前老是用通草催乳，不知道通草可以长期服用吗？

乙　：不会母乳不够的，多吸就慢慢多起来。

空山：奶水不够可以用傅青主通乳丹。

丙　：傅青主通乳丹可以在药店买到吗？

空山：没有，一个方子。

丙　：求此方。

丁　：人参、生黄芪、当归、麦冬、木通、桔梗、七孔猪蹄。

172. 乌梅三豆饮

甲　：春养肝，应助肝气升发，少酸多甘。那像乌梅三豆饮这种酸的
　　　是否也不能多吃，否则就压抑住肝气升发了呢？如何掌握这个
　　　量呢？

空山：谁告诉你的，你去问谁。肝肺的辛酸体用。要糅合内经和辅行
　　　诀一起讲。

甲　：书上说的，春天肝气升发，少酸多甘。

空山：这就对了，你去问书呗，书上真的有答案。以前没有，自从辅
　　　行诀被挖出来，就有了。

甲　：看来还是只看到了皮毛，真不能这么简单的公式化的理解。那
　　　可以放心地喝乌梅汤了。

173. 蜜煎导

甲　：三个月宝宝便秘揉肚子可以的吧？

空山：可以。

乙　：怎么知道他便秘啊。

甲　：肚子鼓鼓的，拉大便拉不出来，急得满脸通红。

空山：搞点蜜煎导。

甲　：蜜煎导是什么？

空山：不知道就去看医生吧。

丙　：蜜煎导方，是比较原始的开塞条呀，蜜糖做。

丙　：应该比肥皂条好用呀，百度一下。

丁　：手上抹油，顺时针按摩一下，搓热手敷肚子。我家孩子这样弄
　　　可以帮助排便。

174. 蜜煎导

甲　：昨晚做蜜导煎，老了。经验是火候一到（刚滴水成蜜），马上就把糖倒在凉的盘子里面再搓，我的错在没有倒到盘子里，锅的余温把它给弄老了。

空山：土豆做模，倒进去就好。做好了用保鲜膜放进冰箱，用的时候再拿出来。

甲　：是啊，最好是有时间的时候做一点放冰箱备用。

乙　：做蜂蜜栓熬好蜂蜜不要马上倒出来，倒出来凉的快容易凝固。每次不用太多，大概2勺就能做10几个了，熬好就放在锅里，用筷子快速挑起一点放手心搓，提前准备好盘子铺上保鲜膜，一粒粒分开放。如果快做完锅里的蜂蜜凝结就再开火，只要蜂蜜液态状就马上关火继续做。

甲　：昨天晚上做出来的很硬，和糖画差不多硬。我还有一点怀疑，是不是蜂蜜里被掺了白糖。理想中的状态是不是像蜂蜡一样柔软？硬的话我担心孩子的直肠短，会不舒服。

乙　：国内蜂蜜大多不纯正，很多养蜂的都会给蜜蜂喂糖，产出的蜂蜜也会糖分高，蜂蜜栓做好放凉是硬的，不是像蜂蜡那样柔软，热了只会溶，而不会软。

丙　：原来是喂糖养，怪不得。我买了一瓶蜂蜜，我小姑子的同学又给了一瓶自家的蜂蜜，同学给的蜂蜜甜中带酸，很清新的口感；买的就很甜，放冰箱一样都结晶。我就一直很奇怪。

甲　：用蜂蜜是为了让融化后进入直肠深处吗？

空山：蜂蜜滋阴啊，肠道津液不足可以改善。

甲　：那直接喝蜂蜜水应该也有效果吧？

乙　：直接喝和直接塞的效果完全不同。

甲　：从谷道进入，孩子抗拒，有什么经验没？

乙　：异物感肯定会排斥，因为是孩子，很难让孩子自愿接受，只能是转移孩子注意力，悄悄地塞进去，但是这种方法是急用方，解决根本还是要吃中药调理。

第五部分 | **极简儿科**

儿科病虽多，但发病颇为集中。就空山所见，急病以积食、发烧、感冒、咳嗽，慢病以夜惊、大便颗粒、湿疹、胃强脾弱、肝郁心虚、鼻炎、筋骨错位等，较为常见。根据空山经验，家庭可以轻易处理的，大约有感冒、止咳、湿疹、颗粒便、夜惊等几种常见病；而这几种常见病，经过经过无数次实践验证，总结出了下面几个简便的实用方子。

其他情况，如积食发烧胃强脾弱、肝郁心虚、筋骨错位和鼻炎等，因为病情较为复杂，普通家长难以轻易掌握处理方法，建议听从专业医师的建议，或者参考空山之其他作品，不建议家庭处理。

感冒方、止咳方、湿疹方、脾约方、夜惊方。有积食无效，三天无效请就医。

止咳汤，用于无积食感冒后久咳不愈。党参、茯苓、干姜、甘草、半夏、陈皮、五味子。

感冒方，无积食受寒感冒鼻涕喷嚏用。荆芥、防风、陈皮、甘草。

夜惊方，无积食夜卧不宁哭闹用。浮小麦、红枣、甘草，即甘麦大枣汤。

脾约方，无积食颗粒便用。生白术、火麻仁。

湿疹方，湿疹（风疹）煮水外喷止痒用。荆芥、防风、菊花、金银花、蒲公英、苍术。严重者须配合内服汤药。

其他：艾条、湿疹油、紫草膏、茶油、松花粉等。

·第一· 空山五方

143. 百宝袋

空山：止咳汤，感冒方，还有湿疹方，已公开过给大家，大家都在用。有没有效，在人心。是不是案例，也在人心。还有三豆饮四豆饮，治疗疱疹手足口，大家都可以随时随地拿来就验证。

甲　：止咳汤是有效。起码对我家来说。有时候中西药还是要看各人身体情况和体质。用西药的降压药疗效可说明。

戊　：我验证过两个，都是有效的，一个是止咳汤，一个是感冒方。

空山：家庭需要的方子，都列出来了，我叫做空山五方。找机会做个百宝袋，每个方子放三剂。家里有人病了，够大家扛住一会，有时间去找医生了。

（一）夜惊方

144. 掉魂

甲　：怎么判断掉魂呀，我儿子现在晚上睡觉经常哭醒，嚎很久。

乙　：多大？

甲　：一岁五个月。

乙　：我儿子以前半夜也哭，大点就好了。

丙　：立春那晚我女也半夜起来哭。

丁　：我家小宝有时半夜说梦话，还打人，不是她被吓到，是我被她吓到。

按　：可以试试夜惊方。以上部分为受惊部分，受惊为病在心，所谓心惊胆战之心惊也。

145. 夜惊方

甲　：小孩子最近睡觉总是不踏实，无论晚上还是午睡，总会突然惊醒，然后哭得很厉害。会不会是因为被惊吓到？还是因为气候呢？

空山：夜惊方三剂。一天一剂。

甲　：这是甘麦大枣汤的方？

空山：加了金戒指。

甲　：金戒指意在辟邪？

反馈：

甲　：空山，汇报一下情况，小孩喝了三天的药，睡觉突然哭醒、满天大汗的情况缓解了很多。半夜里也会醒，喊一下妈妈，搂到怀里拍一拍就能再次入睡了。对咯，我没放戒指。

空山：怪不得效果不如预期。

甲　：怕重金属。

空山：水煮黄金，能煮出来多少？

（二）脾约方

《伤寒论》179 条："问曰：病有太阳阳明，有正阳阳明，有少阳阳明，何谓也？答曰：太阳阳明者，脾约是也；正阳阳明者，胃家实是也；少阳阳明者，发汗利小便已，胃中燥烦实，大便难是也。"247 条："趺阳脉浮而涩，浮则胃气强，涩则小便数，浮涩相搏，大便则难，其脾为约，麻子仁丸主之。"

　　脾约方，取仲景脾约方之方义而简化之，去大黄之苦寒，以适应小儿稚弱之体。

146. 脾约颗粒便

甲　：小孩总拉羊屎样便便，怎么调理呢？可以吃香蕉吗？大的三岁，小的一岁半最近都这样。

乙　：不要香蕉，治标不治本。

甲　：那要怎么办？

空山：你看下喂养那一块的内容，还有可以用一下脾约方。

147. 脾约颗粒便

甲　：宝宝便秘拉羊屎球大便怎么办好？

空山：脾约方。

甲　：能不能说一下？

空山：群书有，自己翻翻吧。

甲　：好的。

148. 脾约方

甲　：发现身边很多小孩大便都是羊粒屎。是因为现在天气原因？

空山：有点，用脾约方吧，脾约方用三天。

甲　：对啊，发现好多都是。分量随意？还是五克？

空山：生白术火麻仁比例2：1吧，分量看体重。

149. 脾约方

甲　：小朋友近段时间便秘，每天一边拉一边哭，拉不出又急痛，太硬了。看到老师的药方，连续喝了三天，今天早上终于拉了一大堆软软的粑粑，我也松了一口气。

空山：好好学习，一共五个方子，儿科常见病够了。空山五方。建群三年来，大家反复验证了无数次了。

甲　：好的，谢谢老师，太有用了。

（三）止咳方

150. 止咳汤

甲　：我干咳，起床有点痰。甘草5，陈皮3，生姜一片，煮20分钟，这个量合适我吃吗？

空山：用止咳汤吧，你可以吃吃试试，估计量有点轻。

甲　：好的，谢谢！我试试。

151. 止咳汤

空山：近期咳嗽比较普遍，冬天藏气不够，气逆引起。可以用止咳汤。止咳汤三天无效就可以看医生去了。

甲　：是微店那个止咳汤么？

空山：对。平时保养，可以用熟地、葛根、五指毛桃煲猪骨汤喝。没有五指毛桃的，可以用黄芪。

乙　：难怪这几天莫名其妙觉得想咳，特别是睡觉前。

空山：如果是单纯的感冒流鼻水，可以试试豆豉葱白煮水。

152. 止咳汤

甲　：娃晚上被爸爸晾在小床上没盖被子，第二天就咳嗽不断、清鼻涕，周五晚咳了一个通宵。我给了止咳汤喝，娃呕了。然后我就稀释成了一大壶水。周六周日两天就给他喝这个水，大约1个小时喝完一杯。昨天晚上不咳了，鼻涕也差不多收了。感谢。

空山：不错嘛，会用止咳汤了。下次再呕，呕了难受，就加一点姜汁；呕了舒服，就直接继续喝，不用理会了。

甲　：他呕好像是汤水太苦了，我逼着他喝。所以我才稀释成一大壶，没味道的。然后偷偷放了点太古那种黄砂糖。

空山：脾胃还是弱，好了以后四君子汤养几天。

153. 咳嗽

甲　：小孩起床的时候咳嗽几声有痰，但白天又不会。怎么理解？

戊　：肺里面还有点寒气，艾灸肺俞、大椎。或者用丁桂儿贴一下这两个穴位，注意保暖。寒则凝，所以不好化。

乙　：咳嗽好难对付。小朋友断断续续咳嗽好久了，早上起床咳得最厉害。

戊　：可以试试止咳汤。

154. 咳嗽

甲　：反馈下娃咳嗽的情况。家里的止咳汤时间久了，我没敢给他用，直接用的小青龙合剂，一天两支，现在晚上不咳了，但早起会咳一阵，起床了倒也不咳，白天老人说不大咳，睡午觉会咳两次。小青龙吃了一天，我再给他吃两天？

空山：好，还是备点止咳汤吧，小青龙毕竟有麻黄。

甲　：节后等你们物流通了备一些。

（四）感冒方

155. 外感

甲　：能解释下外感吗？

乙　：外来的感冒，不补充。

按　：《素问·调经论》："夫邪之生也，或生于阴，或生于阳。其生于阳者，得之风雨寒暑；其生于阴者，得之饮食居处，阴阳喜怒。"感六淫而病为外感。

156. 感冒咽痛

甲　：最近身边咳嗽、喉咙痛高发，请教甘草桔梗水与甘草陈皮水用法上的区别。

空山：喉咙要区分咽喉。如果是咽，那是对的，冬气不藏，相火作温。如果是喉，就得看细节了。

甲　：咽喉是比较浅的，喉咙就是比较深的位置，是这么理解吗？

乙　：咽就是食道口那里，喉大概锁骨那里？

空山：问之前区分咽和喉，脖子有上下口，上口是咽，下口是喉。近期天地藏气不够，相火上浮，逆传心包，人确实容易有些烦躁。

甲　：那甘草陈皮水和甘草桔梗水在咽痛的情况下用法上有什么区别呢？

空山：感冒方为底，咽病加桔梗，喉病加陈皮，有热加鲜竹沥。喉的问题，只能是初起用陈皮，久了也没用。再往里走，气管支气管肺泡，复杂很多。

甲　：关于咳嗽还有一问，小朋友白天不咳夜里咳，舌苔白，有口气，是夜里踢被受寒了还是积食？最疑惑的是为何只是夜里咳？

空山：日咳属阳，夜咳属阴。

丙　：没咳嗽也没咽喉痛，但是有痰。是不是慢性咽炎？

空山：慢咽病在胃。

157. 感冒方

甲　：小女七个月，感冒咳嗽有痰，我煮感冒方给她喝，妥否？

空山：可以，过奶。

甲　：好吧，晚上回去我喝，现在奶奶在家里灌她喝999感冒灵了。

乙　：过奶药量需要增加吗？

丙　：贴大椎，我也试试。我每次就老实地贴肚脐。

空山：寒咳贴大椎和肺俞都应该有效。

158. 生姜红糖水

空山：近期好多成人上呼吸道感染，注意预防。昨晚刚治好一例，姜糖水小米汤加上泡脚。

甲　：什么时候喝呢？

乙　：当然是不舒服有症状时喝吧。

空山：生姜红糖水而已嘛，当饮料喝，啥时候都可以喝，前提是你不会特别容易出汗，没有高血压。当药喝，着凉的时候喝比较好。

丙　：小孩不肯喝姜的辣，有什么办法可以煲好入口点？

空山：嫌太辣可以换感冒方，荆芥防风陈皮甘草。

159. 感冒方

甲　：昨晚我感冒，用了感冒方，然后半夜喂奶，今天妹妹的鼻涕都收了，感觉过奶还是有点用。

空山：有用。

乙　：是吗？你用了多少量？

甲　：荆芥10，防风10，甘草5，陈皮5，生姜随便切了3片。所以准备按我自己的分量煲两天陈皮甘草，过奶给妹妹顺下咳嗽。

乙　：好，期待效果呀。

甲　：老师，甘草真的很苦啊。

乙　：甘草很甜，陈皮会苦。

甲　：陈皮不算苦，因为之前看到有人说陈皮甘草很甜小孩喜欢喝，我就奇怪，我煲的陈皮甘草很苦。

160. 鼻涕

甲　：五个月娃娃一直打喷嚏，有流点鼻涕。因为妈妈跟姐姐都感冒了，可能传染了，还在纯母乳，应该不能吃药吧，要咋办呀？

乙　：淡豆豉葱白水。我记得感冒一般是伤寒或者风寒引起的。

甲　：五个月娃娃能喝吗？

乙　：不行，淡豆豉回奶啊。

空山：感冒方试试。

161. 感冒巩固

甲　：孩子1岁五个月，前几天睡觉有鼻鼾，鼻塞，偶有鼻涕。舌苔正常，排除了积食的可能，推断他是受寒感冒。连续三天给他煮淡豆豉＋葱白＋红糖，外贴银胡感冒散，今天没流鼻涕，睡觉的鼻鼾声也基本没有了，接下来应该给什么来巩固效果呢？

乙　：小朋友出去跑跑晒晒太阳就好啦。

甲　：就这么简单？

乙　：一般感冒后可以四君子汤，不过这么小的宝宝恢复很快，自己恢复就好了，汤药再好也要消耗自身精气的，出去晒晒太阳多溜几下最好了。

空山：说的对，四君子汤可以用于收尾。

乙　：感冒多了，用四君子收尾，感觉那种总出汗的亚健康状态变好了。

丙　：对哦，我也觉外出晒晒太阳是好事。

（五）湿疹方

湿疹概述：风疹（荨麻疹，含过敏）湿疹，内服四豆饮，外用湿疹方。热疹（含带状疱疹）内服四豆饮，外用紫草膏。三天不见效，找医生。

162. 荨麻疹

甲　：荨麻疹是不是内有风？每年夏天犯。

甲　：有风怎么处理好呢？

乙　：治本不在皮，就是说浅部位治肺解表！往深层走是脾肾寒吗？

空山：全身性的皮肤病往往好治，都在皮，一两剂药就见效。最怕局部性的。都是里边坏了。

乙　：有点启发！

丙　：我们那个局部性的很严重，现在看上去黑色素沉淀很严重。

戊　：湿疹其实也是好事，邪都发出来了，只是不够力。

按　：《素问·皮部论》曰："是故百病之始生也，必先于皮毛，邪中之则腠理开，开则入客于络脉，留而不去，传入于经，留而不去，传入于腑，廪于肠胃。"皮肤病多数是好事，邪都发出来了。古代的人，你看看一个个歪瓜裂枣的，各种皮肤病，但是癌症少；因为恶疾都发出来了。

163. 荨麻疹

甲　：宝宝身上突然发出这样的块块，比较集中。带他去看了医生，说是荨麻疹。他给我配了两个涂的药，一个吃的抗过敏的药。

乙　：宝宝荨麻疹如果没有特别外界的接触，一般与食物有关，可能食物过敏。

丙　：你吃了什么？

甲　：一直不太忌口，三周前吃过海鲜，不至于现在有反应吧。

空山：母乳妈妈还是忌忌口，煎炸类都得少吃；不行就去看看中医。

164. 风疹

甲　：小孩子身上长了很多这种东西还痒是热疹吗？

乙　：听你这么说我也感觉会是风。之前我做过些理疗是祛风的，不小心进了风是会好痒，起这些疙瘩。

空山：可以用湿疹方。

165. 湿疹方

甲 ：朋友娃出生三周，湿疹，给了湿疹方让她涂在娃皮肤上，不是洗，是涂，两天后说好了很多很多。同时妈妈的饮食也很重要。

空山：不错。

按 ：母乳宝宝一般不生病，生病一般是妈妈饮食问题。换牙之前的小孩，一般也不生病，生病一般就是妈妈情绪问题，还有过度医疗干预孩子的后果。

166. 湿疹方

甲 ：最近6岁娃的下巴连片起皮，不知道是不是湿疹？上图是刚才的舌照。

空山：湿疹方一样用。

甲 ：直接擦了紫草膏，擦了很多天。

空山：没用，讲过多少次了，湿疹方对风和湿，紫草膏对热，你非得混着来。

甲 ：谢谢老师，那我煮湿疹方给她用用。

167. 湿疹方

甲 ：按湿疹方抓了药，是直接煮水用药水擦洗，还是稀释到澡盆里泡澡，还是都可以？

乙 ：不要稀释，用布蘸着洗。

甲 ：就是不用再冲掉了，直接涂上去的感觉吧。一天几次？严重是不是要增加次数？

乙 ：我自己孩子是洗完澡给孩子洗一下就擦干，听过其他妈妈的好办法用喷壶喷，还有像敷面膜那样敷一会的，都不冲了。厉害就洗多两次。

甲 ：嗯，你是煮多久来着？熬那个水。

乙 ：十来分钟。

168. 湿疹方

甲　：这个成分里含有激素吗？婴儿的脸起湿疹能用吗？

乙　：地塞米松是激素，好像非细菌微生物之类的皮炎，就给地塞米松，很多皮炎药膏都有的。

乙　：我以前神经性皮炎医生就给开这个，我们家狗狗皮炎，也给开这个。

丙　：我家宝宝湿疹用了好多激素。

空山：湿疹方。

丁　：松花粉啊。

甲　：松花粉擦了好久也不好。

丁　：湿疹还是要解决根本问题吧，外用药缓解下症状。

戊　：我们弟弟在 3 - 6 月时曾有严重湿疹，脸上烂了一大片，六个月后就好很多了。坚持没上过激素，痒得狠时用湿疹方洗洗，清淡饮食，就好很多了。

169. 湿疹

甲　：可以讲一下儿童特应性皮炎的治疗吗？

空山：中医没有这个病。

甲　：没有这个病吗？我儿子在各种医院都看过了，医生给的统一诊断都是特应性皮炎，无法根治，只能自愈。

乙　：无法根治，还只能自愈，这个好矛盾呀。

丙　：你看的是西医，这个群是中医。

空山：还有，春三月，此为发陈。很多陈病，都要发出来了。

甲　：不是只有春三月，婴儿时期就有婴儿湿疹，不严重而已，中间就一直断断续续有调理脾胃，去年 10 月份国庆后开始爆发。全身皮肤干燥，剧烈瘙痒，夜不能寐。

空山：冬不藏精，春必病温。现在的皮肤病，不是春温，就是风温。你们家，从小身体里的毒素就没排出来，又不断的添加新的药物毒素。

170. 湿疹方

甲 ：女儿脸上的湿疹反反复复都一个月了还没好，现在这种看起来是还很严重吗？

乙 ：妈妈没有调理饮食吗？

空山：湿疹方外洗，妈妈调整饮食。

甲 ：有调理饮食，没吃海鲜、蛋、牛肉，有吃鸡肉。调整饮食是不是需要全素呢？

空山：鸡肉是发物。

甲 ：鸡也是啊？那保险还得是全素了。

乙 ：我觉得不要喝肉汤，油腻，都停一段时间吧。肉类难消化，湿疹本身就有一个是由于体内垃圾过多混浊。

空山：偏热性的肉和其他食物，都是发物。

甲 ：不涂面霜确实也是有点干，会爆开出血。涂了面霜好像又会出水。

空山：那就是妈妈饮食的问题了。看看大便是否通畅吧，把邪气早点排出来，妈妈需要考虑的，不只是吃饭的饮食，还有零食和水果也要考虑。尤其是水果。小孩子出现湿疹，肯定会有先兆的，不会一开始就这样。大小便要多观察，湿疹一发就要赶紧处理。

甲 ：她过年期间便便确实是绿色的，过年回老家多海鲜，脸太厉害就戒口。宝宝现在五个半月，上个月开始大便一直是一天两次，金黄色浓稠版，不稀，但是屁多且臭。

空山：湿疹方药量加大，一天喷十次，洗五次，先试三天。过年期间的海鲜，现在才发作，够给你面子了。

甲 ：过年脸也是烂的，一直反复。

空山：年前的温病预告，大家都没放在心上的。温病，风温湿温春温暑温湿热加上各种皮肤病，我只能说到这里了。

171. 湿疹

甲 ：请问宝宝脸上这些是否属于湿疹？可否用湿疹方来处理？

乙　：是湿疹。

甲　：好的，那我用湿疹方帮她洗洗。

172. 湿疹方

甲　：朋友娃出生三周，湿疹，给了湿疹方让她涂在娃皮肤上，不是洗，是涂，两天后说好了很多很多。

空山：不错。

乙　：嗯，知道现在是皮肤病季节，也知道是女人少儿伤心季节。温病，风温湿温春温暑温湿热加上各种皮肤病。

173. 湿疹方

甲　：孩子身上各种皮肤问题，前两天看群里推荐买了紫草膏，能涂吗？

乙　：如果你是母乳，宝宝各种皮肤问题，首先你要饮食清淡，发的东西都不能吃。看这个皮肤问题，我觉得不是紫草膏的治疗范围。

空山：对，湿疹方可以用，前提是妈妈饮食。

甲　：昨天下午吃了个苹果，我宝没啥，我自己拉了十几次。打算喝几天焦米汤先。

乙　：吃个苹果，拉了十几次，我觉得你还是不要吃水果比较好。清淡饮食，给宝宝湿疹方洗洗，观察下。

174. 湿疹

甲　：7月婴儿身上长的东西，有医生说血热，吃了两天中药，今早起来还这样。请教该怎么办，之前搽了好多药膏，好了又长。

乙　：7个月吃中药？你吃娃吃？

甲　：娃吃。

空山：你有病，给娃吃药。

甲　：过年期间开始长的，一直忌口，过年到现在鸡、蛋、鱼、海鲜都没吃，只有瘦肉。大便通的，有时一天还两三次，就是晚上爱出汗，而且还是这部位。

空山：你啥都做了，孩子还病着？你咋不想想你还一直给孩子吃药
呢？他大小便排不干净，不就只能出汗发湿疹了？还有天气原
因，你都看了吗？

空山：你的神乱了，先静下心来想一想吧。

乙　：可怜的妈妈抱抱先。万能妈妈要懂教育，要懂医学，还要顶得
住压力。

甲　：一直是专业医生看，三甲医院西医用皮炎平，中医让吃药。

丙　：专业医生？什么标准衡量？看不好病就不能说是专业的。

丁　：说得对，医院医生要是能看好病的，我也不需要花时间自学中
医了。

175. 湿疹

甲　：湿疹要怎么处理？我先生有呢，最近手臂一大片。

空山：标很简单，风寒湿或者风热湿。

丙　：就是先判断是风寒还是风热，然后用不同的方法治疗吗？

空山：湿疹病位很浅的，治血就好了。

乙　：荨麻疹也这思路？

空山：荨麻疹是风为主；这个是湿为主。

176. 湿疹方忌口

甲　：宝宝湿疹还没有消，湿疹方洗了一个多星期了，实在找不出是
什么问题。这几天鲫鱼木瓜汤和猪蹄花生汤都有在喝。这些会
有影响吗？母乳喂养的，大便正常。

乙　：湿疹你还一直在喝鱼汤和猪蹄汤，当然不会好了。

丙　：清淡饮食，我刚才说别说吃错东西了，吃多了都不行。

甲　：我就知道有问题，我跟家里人说几次，父母不听，偏要让我吃
这些，不然宝宝没东西吃。

乙　：那就让孩子受着呗，看你是要自己扛着还是孩子扛着呢？

空山：掐住脖子摇啊摇，醒醒吧您呐！孩子是你的，不是路人甲的。

你不保护他，他要靠超人还是蜘蛛侠？

丁　：一口水差点喷出来，太形像了。

甲　：我看着心疼，自己又没经验，父母就说我不吃，宝宝就没有营养。之前不了解这些汤不能喝。今天又炖了，才怀疑是不是汤的问题。

戊　：空山老师今天好幽默。

甲　：各位老师的意思我明白了。现在坚持湿疹方继续洗，好好忌口。谢谢各位。

177. 皮肤病讨论

空山：皮肤病，都是在排毒。

甲　：这么说，春天发点小疹子真是好事。

空山：当身体有毒素但是不排的时候，你们就真的要哭哭哭死了。我讲过，古人各种难看的皮肤病，但是肿瘤少。现代人个个光鲜，都烂在里面了。

乙　：我们习惯要光鲜亮丽的外表，想起一句话：金玉其外败絮其中。

空山：所以女人月经很重要。每个月排得欢畅的女人，皮肤光滑细嫩心情好。杂质都排出去了。

戊　：老人家绝经了怎么排毒？

空山：还有大小便。

乙　：看完这个很开心，我入春以来就皮肤痒，集中在腹部和背部，看来是在排除身体杂质。

丙　：小腿脚踝长了几个很痒的红包，开始以为是蚊子叮，两三天都不好，现在知道了。

178. 一边排毒一边加药

甲　：我们家毒素一排排几年。

空山：你一直在不停的加药毒，你用的药物毒素剂量，完全超出了他的承受能力。

戊　：你用错药了！

空山：小时候一个的皮肤病，用了点激素，很可能几十年都去不了根。

乙　：这样加药下去迟早出问题，很多孩子好像就是这样最后发展成鼻炎和哮喘之类的。

甲　：是的。

空山：我见过用激素导致合谷一个洞，大到可以盛一杯酒的。我还见过用激素导致小儿早熟的，还有用激素导致股骨头坏死塌陷换人工关节的。

乙　：其实我觉得答案已经有了，只是你没看明白。

乙　：我觉得不能等遇到问题再学习，平时看到群里好的也要学习，不一定什么时候就用上了。自己摸索，一边看别人学习，这样才能进步。

·第二· 辅助用品

《素问·汤液醪醴论》曰："当今之世，必齐毒药攻其中，镵石针艾治其外也。"《素问·疏五过论》亦云："故曰：圣人之治病也，必知天地阴阳，四时经纪；五脏六腑，雌雄表里，刺灸砭石、毒药所主。"《灵枢·官能》："针所不为，灸之所宜。"

家庭常备辅助用品主要有：艾条、紫草膏、茶油等。

（一）艾灸

179. 女人艾灸：血虚不宜

甲　：我在做艾灸，排湿排寒，很爽哦。

空山：开始很爽，过几天有你哭的时候，先养血才是正经。

甲　：上火吗？养血要慢慢来，我也想快点啊。

空山：艾灸容易把血烤干了。

戊　：是失津液吗？能烤干痰饮水湿吗？

空山：你想想，湿聚起来就成了水，水聚起来就成了饮，饮烤一烤干一干就成了痰，再干了是什么？囊肿脂肪瘤什么的。血足了就没事了。

乙　：难怪有次我比较晚的时候艾灸了二十分钟，第二天就上火了。

丙　：最好太阳下山前，我还想着站桩无聊，绑两个在足三里或者三阴交。

戊　：烤干就变瘀了吧？血瘀就是实体瘤了？

空山：对，不错，有悟性。

按　：《伤寒论》艾灸适宜禁忌的论述，如6条："若被火者，微发黄色，剧则如惊痫，时瘈疭，若火熏之。一逆尚引日，再逆促命期。"118条："火逆下之，因烧针烦躁者，桂枝甘草龙骨牡蛎汤主之。"114条："太阳病，以火熏之，不得汗，其人必躁，到经不解，必清血，名为火邪。"

180. 艾灸与阴亏

甲　：艾灸会上火吗？我连续几天晚上用铜盒艾灸，结果后面晚上就心里火烧火燎地睡不着了。

乙　：一般不建议晚上做艾灸，其次艾灸前后多喝水。如果仍有上火感觉，就看你这段时间的体质是否适合艾灸，以及艾灸的穴位。

甲　：一般适合艾灸的时间是什么时候呢？

空山：血虚的人先补血吧。艾灸，现在绝大多数女人，需要找个专业人士先咨询一下。

丙　：艾灸过头心脏会有反应的。

壬　：仲景说：微数之脉，慎不可灸。因火为邪，则为烦逆。追虚逐实血散脉中，火气虽微，内攻有力，焦骨伤筋，难复也。身边就有一个被灸得血伤的，花了四年时间，才慢慢恢复。

丁　：啥叫灸得血伤？

壬　：艾火为阳，血为阴，血被烤多了，就干了。所以仲景说焦骨伤筋。

戊　：对，阴虚的人都要慎灸。

空山：引火归元，意思是水很足，用火来温一下，收相火而已。水不足的人，还是一样，一灸就干了。

壬 ：现代人，阴不亏不虚的，很少见。

己 ：专业的人不容易找吧，现在中医院那些人都未必专业。

空山：艾灸之前，先去吃一顿烧烤，烤几块肥肉，几块瘦肉，看看感觉。肥肉烤来烤去，最多滴油，瘦肉就不一样，稍微一考，就糊了，大概这意思。

戊 ：好形象。

空山：手机是个小火炉，天天烤眼睛，早就阴亏了。还要再来个艾灸，巨型艾条，直径十厘米，很容易就上火了。

甲 ：看手机看久了，眼睛又干又涩。

己 ：空山说得很对！我试过七月份用粗艾条艾了5天，隔一周没艾，第三周再艾就上火了。

空山：所以，艾灸很好用，最好有个懂行的人指导一下。没有阴亏，或者阴亏不严重的，艾灸之前，喝点酸梅汤就是个很好的选择，具体以专业人士指导为准。

181. 艾灸

空山：（烤羊肉串）来看看吧，血虚的类比右边瘦肉多的，血足的类比左边肥肉多的。艾灸适合什么人，一目了然。

甲 ：所以艾灸适合血足的，对吗？

乙 ：老师形容的太形象了，看来我是左边的。

空山：看看吧，你身上的津液和血，就这么被沸腾。

丙 ：产后血虚不该艾灸。但是我家人看书说艾灸适合任何体质哦。

甲 ：适合任何人的东西是不存在的。

壬 ：焦骨伤筋，难复也。

丁 ：但为什么我觉得艾灸完会舒服呢？

壬 ：舒服不一定是对的，认识一个艾灸十几年的，灸了很舒服啊，但是十几年啊，全身各种毛病不断，从没好过，该寒的地方还是很寒。舒服只是暂时的假象，如同头疼的人吃了止痛药感觉好一样。而且整个人干瘦的要命，一付枯象。

戊　：肥肉，即津液足可以烤烤。我感觉就是灸的时候该处温通，一撤了就没有热源了，不是自己的热源没用。

戊　：我的观点是外物只能一时，终不长久。

壬　：有心脏病的，去做那种全身灸就知道，这东西有多么坑爹。

戊　：疯了，心脏病还灸？这个会出人命吧。还有筋紧的，不要以为艾灸是万能的。

己　：原来是肥肉多血足啊，看来我不用老想着减肥了。

空山：不是的，只是举个例子而已，肥肉多了，血多不多要看情况。

戊　：人体之所以温暖，是卫气载着营血在全身游走的结果，是带着肾精出来的一股温暖，卫气是载体，营血是物资，通过肝木的生发、肺金的收敛，不断地一周循环。灸的时候是十二道金牌，把许多的营血召唤到一个点，然后自身的卫气又不够将这些营血全部带走，物资就堵在通道上，放错地方的东西就是堵物，就会变成瘀，变成瘤。

戊　：世上没有免费的午餐，不想通过运动就想温暖的方法根本没有，靠外力支持最多是一时救急，想通过灸改善体质，基本上是不可能，一旦撤掉这种力量，各种难受就出来了。

182. 艾灸

甲　：艾灸迎香穴，怎么弄比较好？怕小孩嫌刺眼。

空山：小孩子不是傻的，家长才是傻的。你怕那么多，为什么不试试？

甲　：试过一次用纱布盖着鼻子和眼睛对准鼻子两边熏，不知道这么做对不对有没有效。

乙　：你怕揉就好了，干嘛非要艾灸呢。

空山：你怕那么多，为什么不试试？买一点好一点的艾条就行了。

甲　：其实可能是我自己怕艾条吧。

空山：艾条质量有保证的情况下，你多熏一会试试。

甲　：以前买得药艾条，熏得当时喉咙不舒服。不过上次潮湿天按你

说的熏了之后睡得真的很好，这次买了清艾条，味道好闻
一点。

183. 艾条

甲　：我有个疑问，艾灸的气味很浊，小孩子闻了会不会不好。

乙　：如果是陈年艾，其实不会特别难闻。

空山：错了，那个气味不浊，很清。

乙　：我对比过，好的艾条烧出来不会特别呛的；如果是差的就很明
　　　显啦。

甲　：我下次去你家闻闻好艾的味道先！

184. 艾灸

空山：讲过几百次了，气血足，可以艾灸，血足可以艾灸。血虚不
　　　行，会烤干的。怎么干？参考路边烤串。

甲　：气血不足的人可以艾灸么？

空山：参考烤串。

乙　：艾灸适合白天吧！晚上艾灸感觉容易上火。

空山：艾灸以后上火的，基本上是血虚。女性气血不足的太多了，别
　　　熬夜，早点睡。

乙　：真被空山说中了，前段时间找医生看了说是气血不足，但是白
　　　天艾灸后又不会有上火。现在知道了不敢随便乱灸了，不舒服
　　　也就用点粗盐热敷。

185. 熏艾条

甲　：艾条这么好，天天灸，大病小病也灸，是不是不好呢？

空山：讲过几百次，不要乱灸。这几天房间里熏艾条是因为天气。群
　　　里从来没讲过天天灸大病小病都灸。

戊　：灸，烤也，肉烤多了香，是汁液少了，人烤多了干。回南天
　　　湿，点一下就是平衡空气湿度。

甲　：好形象，马上理解了。

乙　：那是回南天时就点了？还是快结束回南天，可以开窗通风前点？

空山：艾条祛湿避邪，湿气容易滋生邪物，尤其最近做梦容易梦到这类东西的，熏一下吧。

丙　：这样子吗，怪不得每次清明节前后就那个，我还以为是应节呢。

丁　：怎么熏？在空气中熏吗？

空山：买个盒子。

戊　：我昨天在外面加班，叫奶奶熏了，回到家觉得味道很好闻，但是因为怕潮湿没开窗通风，半夜觉得上火，有点闷，早上起来耳朵疼。

空山：嗯，肺燥血虚的人，上面燥下面湿，最悲催。

己　：每次我娃做完艾灸都睡得特别沉。

186. 熏艾条

空山：近期水湿重，水湿为邪，内病痰湿泄泻，外病瘾疹。这个天气还注意保湿就更失误了。

甲　：在家里熏一下艾条先，感觉这个可以有。

空山：我熏了两天了。

甲　：大概得熏多少才够一间房。

乙　：我昨天也熏了，半根艾条一个房间，一小时后通风，这样行不？房间小，不超过 20 平方。

丙　：这么潮湿都不敢开窗了，熏艾条不是更不通气了？不会吗？平时熏艾条我都觉得喉咙痛，熏艾条的时候人可以在旁边吧？

空山：我没通风，慢慢散了半天才通风，五年艾。

甲　：不要那么快通风才去湿效果好。

乙　：好吧，我明天重新熏，谢谢。

187. 艾灸

空山：小孩子不宜随便艾灸，尤其今年冬天不宜艾灸。艾灸的时候，基本上是肚脐和大椎，肺俞，脾俞等寥寥几个穴位。今年冬天相火死活收不回去，再来艾灸，就是火上浇油。

甲　：艾水泡脚行吗？

乙　：我女儿就是，艾灸后一直火出不来。

丙　：那就是三豆饮会合适吧？

空山：有机会用。

（二）茶油

188. 茶油

甲　：宝宝身上长这个是什么？

空山：局部的用茶油，全身性的三豆饮，三天无效再来问。群书要多读，求人不如求己。

甲　：茶油是哪一种？有茶油推荐的嘛？我不知道买哪一种好，没买过。

乙　：是不是要放了很多年的茶油效果越好？100 元/斤都不知道去哪里买。

壬　：一棵茶树大概榨三四斤油，传统冷轧法，100 元/斤都是不纯的，得到 150 元以上，而且还没什么人卖。油的品质和存放方式很关键，家里一些油放了 8 年，越放越香。

丙　：请问茶油药用和食用分别应该怎么存放？

空山：一般老茶油外用，新茶油可以食用。

丙　：求存放方法。

壬　：首先要深色不透光容器，最好是玻璃的；其次要有内盖和外盖，油多就倒出来需要的，剩下的最好密封保存，一个内盖隔离大多数空气进入，一个外盖封好。容器事先酒精消毒。冷轧油加热后特别容易坏。

丙　：酒精消毒是指外用酒精还是指白酒？

壬　：75% 医用酒精，消毒后自然晾干。冷轧油就是为了保存营养啊，多次加热就损失了。

189. 茶油

甲　：有没有湿疹只在一个特定部位，其它地方没有的？脸上四肢都
　　　没有，就发现耳朵后面有。

乙　：局部的先涂茶油看看吧。

空山：对，先用茶油。湿疹一般是对称分布。

190. 　茶油

甲　：茶油真是个好东西。

乙　：但这比较严重的，茶油涂了也尽量揉一下帮助吸收起作用。

空山：小孩皮肤娇嫩，茶油花粉为主吧，其他药还是少用。

乙　：老茶油，变透明那种才更好用，新的效果没那么好。

甲　：老茶油是放了很多年的茶油吗？

丁　：茶油清的才好？

戊　：不是说茶油越浓越好么？

乙　：放旧是变透明的，一开始是黄色的，如果一直放也是黄色，那
　　　可能加了其他东西，一般三四年都开始淡了。

（三）紫草膏

191. 紫草膏

甲　：紫草膏能搽宝宝屁股吗？做护臀用？

空山：有问题说问题，没事不用护臀，广告才那么说。

乙　：红屁股时用。

甲　：也是可以涂被蚊子咬的吗？我宝宝一被蚊子咬就一个大包，好
　　　久才能消。

192. 蚊虫叮咬

甲　：各位蚊虫叮咬水肿怎么处理啊？

空山：紫草膏，红肿形的蚊虫叮咬或者热毒肿痛有效。

乙　：紫草膏是咬后的处理。

193. 墨蚊

甲 ： 孩子的脚昨天在学校被蚂蚁咬了，今天就肿成这样了，说是红蚂蚁，很痒，搽什么都不行，该怎么处理，各位老大帮帮忙！

空山：各种方法都不会管用的，我当年也经历过这个，不是什么红蚂蚁。

乙 ： 应该不是红蚂蚁。我被那种一个黑点的蚊虫叮了，就是肿成这样的。至今确实没找到什么解决的办法，我满腿都是疤。

丙 ： 这么厉害的蚊虫？

丁 ： 我最怕那种黑点的虫子，咬了要好几天才能好，擦什么都没用。

空山：对，貌似叫墨蚊。

按 ： 新鲜马齿苋捣碎外敷。紫草膏也有效。

194. 紫草膏

甲 ： 紫草膏，两三天见效，我亲身实践了的。但紫草膏止痒效果不好，第一天还是会痒。但止褪皮和红肿效果好，不褪皮不红了，自然就不痒了。所以耐心用几天就好了。

空山：热好用，风和湿不好用。

乙 ： 紫草膏的保质期一般多久的？

丙 ： 就那么一小瓶，还有需要保质期吗？

195. 蚊虫叮咬

甲 ： 我一朋友的孩子皮肤被蚊虫叮咬后很痒，抓破后很久都不好，伤口会流水，这个是啥问题。

乙 ： 我可以说，从小到大都是这样吗？怕死蚊子了。

空山：邪气不去怎么办？驱邪扶正一起来；开毛孔，有热去热，有湿祛湿，有风祛风，最后再收。

196. 蚊虫叮咬

甲 ： 每年夏天大人还有孩子，身上都会有一些像被蚊子咬到的包，红红的，很痒，但又不会褪，起码要痒一个星期，有无什么止痒的好方法？

甲　：我涂驱风油那些都不行。

乙　：我家今年用紫草膏，感觉很不错。

丙　：我家用茶油有效；我女儿蚊子咬了就出红色大包，不理过几天还是那样。

丁　：我从小被蚊子叮就会红肿流水发烂。

戊　：我觉得最好用的是日本的婴儿用的无比滴，有没人对此有反对意见？

甲　：无比滴有激素，而且试过没啥用。

按　：用紫草膏。轻微烧烫伤也可以用。